全国中医药行业高等教育“十四五”创新教材
长春中医药大学研究生系列创新教材

循证护理学

（供护理学等专业用）

主　编　董　雪　张红石

全国百佳图书出版单位
中国中医药出版社
·北　京·

图书在版编目（CIP）数据

循证护理学 / 董雪，张红石主编 . -- 北京 : 中国中医药出版社，2024.12.--（全国中医药行业高等教育“十四五”创新教材）.
ISBN 978 – 7 – 5132 – 7419 – 7

Ⅰ. R47

中国国家版本馆 CIP 数据核字第 2024R18M15 号

中国中医药出版社出版
北京经济技术开发区科创十三街 31 号院二区 8 号楼
邮政编码　100176
传真　010–64405721
北京盛通印刷股份有限公司印刷
各地新华书店经销

开本 787×1092　1/16　印张 10.25　字数 237 千字
2024 年 12 月第 1 版　2024 年 12 月第 1 次印刷
书号　ISBN 978 – 7 – 5132 – 7419 – 7

定价　49.00 元
网址　www.cptcm.com

服务热线　010–64405510
购书热线　010–89535836
维权打假　010–64405753

微信服务号　zgzyycbs
微商城网址　https://kdt.im/LIdUGr
官方微博　http://e.weibo.com/cptcm
天猫旗舰店网址　https://zgzyycbs.tmall.com

如有印装质量问题请与本社出版部联系（010–64405510）

全国中医药行业高等教育“十四五”创新教材

长春中医药大学研究生系列创新教材

编纂委员会

总 主 编 邱智东

副总主编 徐晓红　李瑞丽　赵　雷

编　　委 (按姓氏笔画排序)

王　军　王昕晔　王富春

关树光　孙　聪　贡济宇

苏　鑫　李　璐　宋　岩

张文风　张红石　张茂云

陈　新　岳冬辉　周秀玲

胡亚男　姜　爽　姚　新

聂海洋　梁伍今　温红娟

学术秘书 蒋海琳　路方平

全国中医药行业高等教育“十四五”创新教材
长春中医药大学研究生系列创新教材

《循证护理学》编写委员会

主　　编　董　雪（长春中医药大学）
　　　　　张红石（长春中医药大学）
副 主 编　黄卫东（长春中医药大学）
　　　　　王　洋（长春中医药大学）
　　　　　杨　陆（长春中医药大学）
　　　　　邓厚波（吉林省中医院）
编　　委（以姓氏笔画为序）
　　　　　王丹丹（长春中医药大学）
　　　　　王若男（长春中医药大学）
　　　　　元仙颖（长春中医药大学）
　　　　　孙琬婷（长春中医药大学）
　　　　　刘增霞（安徽医科大学）
　　　　　朱丽莉（长春中医药大学）
　　　　　朱蓝玉（长春中医药大学）
　　　　　李　琳（吉林省中医院）
　　　　　张　野（长春中医药大学）
　　　　　姚　新（长春中医药大学）
　　　　　闻乃妍（长春中医药大学）
　　　　　顾　颜（长春中医药大学）
　　　　　袁　月（长春中医药大学）
　　　　　曹家桢（长春中医药大学）
　　　　　解　东（长春中医药大学）

前 言

教材建设是课程建设和人才培养的基础保障，教育部、国家发展改革委、财政部发布《关于加快新时代研究生教育改革发展的意见》（教研〔2020〕9号）指出："研究生教育肩负着高层次人才培养和创新创造的重要使命，是国家发展、社会进步的重要基石，是应对全球人才竞争的基础布局。"这为我们明确了要加强课程教材建设，规范核心课程设置，打造精品示范课程，编写遴选优秀教材，从而提升研究生课程的教学质量。在不断优化课程体系的同时，须创新教学方式，突出创新能力的培养。同时，在课程中融入思想政治教育内容，更加有利于提升研究生思想政治的教育水平。

长春中医药大学研究生系列创新教材涵盖了本校硕士研究生一级学科课程、二级学科课程和选修课程。本系列创新教材将长久积淀的学科优势、教学经验呈现其中，注重传承与创新相结合。在组建编纂委员会的过程中，我们邀请了相应学科领域的资深专家对教材内容进行审读，共设置了《内经理论与临床运用》《伤寒证象析要》《金匮要略方证辨析》《温病条辨精选原文评析》《温疫经方案例学》《中医健康管理理论与实践》《中医器械学》《中药化学专论》《中药分析学专论》《高级健康评估》《循证护理学》《卫生事业管理理论与实践》《预防医学理论与方法》《生物化学与分子生物学》14个分册，编写过程中突出以下"五性"特色。

1. 科学性：力求编写内容符合客观实际，概念、定义、论点正确。

2. 实用性：本系列创新教材主要针对硕士研究生，编写的内容符合实际需求。

3. 先进性：医学是一门不断更新的学科，本系列创新教材的编写过程中尽可能纳入最新的科学技术，避免理论与实际脱节。

4. 系统性：充分考虑各学科的联系性，注意衔接性、连贯性及渗透性。

5. 启发性：引导硕士研究生在学习过程中不断发现问题、解决问题，更好地体现教材的创新性。

本系列创新教材在编写过程中得到了中国中医药出版社的大力支持，编写过程中难免有不足之处，敬请广大师生提出宝贵意见，以便修订时提高。

长春中医药大学研究生系列创新教材编纂委员会

2021年9月

编写说明

“循证护理学”是护理专业核心课程之一，旨在培养学位研究生应用科学证据，开展循证护理实践的能力。本教材编写的基本思路：一是以循证护理观为指导思想，使传统护理模式向循证护理模式转变；二是阐述和分析循证护理学的基本概念、基本知识和基本技能及循证方法在护理领域的基本应用，努力体现教材的思想性、科学性、先进性、启发性和应用性；三是在综合应用循证基本知识和基本技能的基础上，突出中医护理特色，内容力求符合高等中医药院校护理专业人才培养目标，突出实用性和可操作性。本教材在编写过程中，注重理论与实践相结合、原理与方法相结合，培养学生用循证护理的思维和方法及时发现和解决临床护理问题的能力。

本教材分上下两篇：上篇为理论篇，主要阐述了循证护理概述、循证护理基础知识、系统评价、荟萃分析（Meta 分析）、临床护理实践指南评价和应用、循证护理相关论文的撰写；下篇为实践篇，吸纳了中医护理循证实践领域较为成熟的研究案例，针对消渴不寐患者、胸痹患者、脑卒中后尿失禁患者、小儿肺炎喘嗽的循证护理实践，按照证据应用的步骤阐述了循证实践。

本教材编者均为长期从事教学一线工作的教师，第一章由姚新、袁月编写；第二章由杨陆、张野、朱丽莉、孙琬婷、朱蓝玉编写；第三章由邓厚波、王丹丹编写；第四章由董雪、解东、刘增霞编写；第五章由张红石、曹家桢编写；第六章由黄卫东编写；第七章由闻乃妍、王若男编写；第八章由李琳编写；第九章由王洋编写；第十章由顾颜、元仙颖编写。

由于编者水平有限，加之编写时间紧张，书中若有错误和疏漏之处，恳请读者不吝赐教，以便今后修订时予以完善和提高。

《循证护理学》编委会

2024 年 6 月

目 录

上篇 理论篇

下篇 实践篇

上篇　理论篇

第一章　循证护理概述

循证护理（evidence-based nursing，EBN）是 20 世纪 90 年代伴随循证医学发展而出现的一种新的护理理念。其对促进护理决策的科学性、保证护理实践的安全性、提高护理措施的有效性及节约卫生资源具有重要的临床意义。

第一节　循证护理及循证护理实践

一、循证护理的概念

循证护理是指循证医学在护理专业中的应用，以有价值、可信的科学研究结果为依据，提出问题，寻找并运用证据，对服务对象实施最佳的护理措施。随着护理学科的发展，护理人员开始重新思考传统护理技术和护理模式的科学性、合理性和有效性。如以往儿童保健专家一直建议婴儿，特别是出生后至 4 个月的婴儿，睡眠姿势应采用俯卧位，以避免呕吐时发生误吸。然而最新的研究提示，俯卧位睡眠与突发性婴儿死亡综合征有关，仰卧位则是更安全的睡眠姿势，因此，建议婴儿睡眠的体位从俯卧位改为仰卧位。

在临床护理工作中还有很多问题尚没有明确的答案，如更换集尿袋的最佳间隔时间，更换留置导尿管的时间，重症监护室中患者的眼部护理要求，采用机械通气的患者是否需要限制连续吸痰的次数，创面有渗液的压疮患者能否用鹅颈灯照射创伤面，如何对重症监护室里躁动的患者进行约束管理等。在解答这些问题时，循证实践的观念和方法可以帮助护理人员用科学的方法查找信息、分析信息、利用信息，以解决临床实践中的实际问题。

二、循证护理的基本要素

循证护理的基本要素包括可获得的最佳证据、护理人员的专业判断、患者的需求和喜好，以及应用证据的情景。

（一）可获得的最佳证据

证据是指从临床试验、观察性研究或临床经验得来的资料或信息。这些资料或信息经过研究及临床应用后，证明可信、有效，能够有力地促进医疗护理活动。经过严格评价的研究结果可成为证据。最佳证据是指设计严谨且具有临床意义的研究结论。不是所有的研究结果都可以成为循证护理的证据，证据需经过严格界定和筛选获得。通过各种途径检索得到的护理研究结果，需要通过质量评价标准筛选出最佳证据，评价其研究设计是否科学合理，研究结果是否真实，干预方法是否对患者有益，对于提高护理质量非常有利。只有经过认真分析和评价获得的最新、最真实且有重要临床应用价值的研究证据，才是循证护理应该采纳的证据。

（二）护理人员的专业判断

专业判断指护理人员应用丰富的临床知识和经验、熟练的临床技能作出专业决策。开展循证护理时，护理人员应能够察觉临床问题，并将文献中的证据与临床实际问题相结合。同时，护理人员应具备系统的临床知识、丰富的实践经验、敏锐发现问题的能力、缜密的思维及熟练的实践技能，能够应用临床技能和以往经验，明确患者个体或群体的健康状况、面临的问题、需求和喜好、干预活动的潜在益处等，为患者及家属提供所需信息。

护理人员是实施循证护理的主体，需要不断更新和丰富自己的知识和技能。其中临床流行病学的基本理论和临床研究的方法学是实施循证护理研究的学术基础。

（三）患者的需求和喜好

护理措施必须得到患者的接受和配合才能取得较好的效果。证据能否用于患者和减轻其痛苦，取决于是否考虑了患者本身的需求。患者的需求和愿望是开展循证决策的核心因素。现代护理观强调为患者提供个性化、人性化的护理。由于患者病情、个人经历和价值观等不同，可能会有多样化的需求，同一种疾病的患者即使在同一个阶段，需求也可能不同。

（四）应用证据的情景

证据的应用必须强调应用的情景，如在某一特定情境下获得较好结果的研究结论并不一定适用所有的临床情景，这与该情境的资源分布情况、医院条件、患者的经济承受能力及文化习俗等有密切的关系。因此在开展循证护理的过程中，除了要考虑拟采纳证据的科学性和有效性外，同时还要考虑证据实施的临床情景，以充分评估证据应用的可行性、适宜性和临床意义。

三、循证护理实践

循证护理实践要求护理人员在护理过程中，审慎、准确、明智地应用所能获得的最佳研究证据。这些证据通常来源于严格评价的临床研究、专家意见、患者偏好等。循证护理实践的理念是通过整合最佳证据、护理人员的专业知识和临床经验，为患者提供优质的护理服务。

循证护理实践在临床工作中得到了广泛应用。例如，在儿科护理中，患儿在治疗时会产生生理痛苦，护理人员可为其采取舒适的护理方法。通过优化给药方式（手背静脉穿刺时的沟通技巧和安抚措施）、改善护理环境（提供舒适的病房条件和温馨的护理氛围）等方式，减轻患儿的生理痛苦和心理压力。同时，护理人员还可以根据患儿的具体情况和需求，制定个性化的护理方案，提高护理的针对性和有效性。

四、循证护理实践与护理研究的区别与联系

循证护理实践与护理研究在护理领域中各自具有独特的作用和价值。它们既相互区别，又紧密联系，共同推动着护理学科的不断发展和进步。通过加强循证护理实践与护理研究的联系，可以进一步提高护理实践的科学性和有效性，为患者提供更加优质的护理服务。

（一）循证护理实践与护理研究的区别

循证护理实践的核心在于“充分利用经过评价的、来自研究的证据”，避免重复研究和资源浪费，确保护理实践的科学性和有效性。在这个过程中，护理人员会根据临床实践中遇到的具体问题，检索相关证据，并对其进行严格的评价，最后将这些证据应用于护理实践中，用于优化护理方案，提高患者满意度和护理质量。护理研究则是一个更为系统和深入的科学探究过程。护理人员根据事先确定的研究问题，设立研究假设，并制定详细的技术路线图。在这个过程中，护理人员设计并实施特定的护理干预措施，通过收集资料（患者的生理指标、心理反应、满意度等）并进行深入分析，最终撰写出详细的研究报告。

（二）循证护理实践与护理研究的联系

循证护理实践要遵循科学的依据，这些科学依据来源于护理研究的结果。科学的护理决策应该基于一系列设计严谨、方法科学的研究结果的综合分析。因此，循证护理实践实际上是对护理研究结果的一种严格筛选、汇总和有效利用。通过这个过程，护理人员可以更加准确地把握护理实践中的关键问题和解决方案，从而提高护理的质量和效率。循证护理实践与护理研究相互促进，共同发展。一方面，循证护理实践中的实际问题可以激发护理研究的新思路和新方向，推动护理研究的深入发展；另一方面，护理研究的新成果又可以为循证护理实践提供更多的证据支持和指导，促进护理实践的持续改进和创新。这种相互促进的关系使得循证护理实践与护理研究在护理领域中形成良性循

环。循证护理实践与护理研究的相关概述，见表 1–1。

表 1–1 循证护理实践与护理研究的相关概述

内容	循证护理实践	护理研究
概念	循证护理实践是护理人员在制定护理活动过程中，审慎、明确、明智地将科研结论、临床经验与患者的愿望相结合的临床护理决策过程	护理研究是通过系统的科学探究，解释护理现象的本质，探索护理活动的规律，产生新的护理思想和护理知识，解决护理实践中的问题，为护理决策提供可靠、有价值的证据
特征	充分利用已有的研究证据 最佳决策依据应来源于设计严谨的研究证据	探索未知或验证假设 创建证据
步骤	①明确研究问题 ②系统的文献查询和文献筛选 ③严格评价文献质量 ④证据汇总和整合 ⑤传播证据 ⑥应用证据 ⑦评价证据的应用效果并持续改进	①明确研究问题 ②文献检索 ③设计技术路线图 ④明确研究对象、选样方法、样本量 ⑤实施干预 / 观察暴露因素 ⑥资料收集 ⑦资料分析并撰写研究报告
区别	循证护理实践与护理研究在概念、特征、目的、方法和步骤均有所不同	
联系	护理研究是形成证据、开展循证护理实践的前提，而循证实践则是应用护理研究中形成的证据，开展科学护理实践的过程。循证护理实践中可形成新的研究问题，并开展进一步的护理研究	

第二节 循证卫生保健模式

循证护理实践是复杂而系统的过程，需要依托理论模式进行指导，其不仅要求护理人员具备丰富的临床知识和实践经验，还需要他们能够将理论与实践紧密相结合，以制定最适宜的护理患者方案。因此，在循证护理实践中，理论模式的指导作用是不可或缺的。循证卫生保健模式是在循证医学的基础上扩展而来的，强调在制定针对个人或群体的任何保健策略和措施时，不仅要考虑资源和价值，还要以当前科学研究的最佳成果为依据。乔安娜布里格斯研究所（JBI）循证卫生保健模式展示了循证护理的实践过程。

一、循证护理的实践过程

在循证卫生保健模式指导下的循证护理实践过程包括 4 个步骤，即证据生成、证据综合、证据传播、证据应用。在证据生成（evidence generation）阶段，JBI 循证卫生保健模式仍然秉持证据多元性的观点，研究结果、临床经验和专家共识均可作为其证据的来源，所有的证据都需要通过严谨的质量评价和筛选。JBI 循证卫生保健模式指出，知识既可来自原始研究，又可来自二次研究，强调系统评价与原始研究在证据生成环节同等重要。在证据综合（evidence synthesis）阶段，JBI 循证卫生保健模式基于证据综合的内涵，认为证据综合包括系统评价、证据总结和实践指南。在证据传播（evidence transfer）阶段，JBI 循证卫生保健模式指出，证据传播包括积极传播、教育培训及系统整合。JBI 循证卫生保健模式强调通过周密的计划，针对特定的目标人群及情景，将证据整理成简单易读且可操作性强的形式，通过多种途径将证据传播到卫生保健人员及机构中，使证据成为决策支持、政策制定及规范操作的依据。在证据应用（evidence implementation）阶段，JBI 循证卫生保健模式强调证据应用是一个有目的、动态的实践变革过程。JBI 循证卫生保健模式关注证据引入对卫生系统、护理过程及护理结果的评价，并注重采取策略维持证据转化的效果。此外，JBI 循证卫生保健模式从证据应用的流程出发，将证据应用的核心内容更改为情景分析、促进变革、过程评价和结果评价，强调应用证据前应对特定情景进行分析，明确促进因素和障碍因素，从而采取有效的应对策略，促进实践变革，并通过对过程及结果评价，巩固变革效果，针对新问题不断引入新的证据，持续促进质量改进。

JBI 循证卫生保健模式认为循证实践是临床决策过程，在该过程中应着重考虑最新最佳证据、提供照护的情境、患者的需求和偏好、卫生保健人员的专业判断。该模式认为循证实践过程包括以下 4 个步骤：①证据的产生；②证据综合；③证据 / 知识传播；④证据应用。该模式中每一个部分均相互影响，达到促进整体健康的目的。

在 JBI 循证卫生保健模式中，循证卫生保健是一个循环过程，从临床人员、患者等对卫生保健的需求及关注中产生问题；然后通过产生知识和证据以有效、适当的方式满足这些需求，其方式对特定的人群、文化、场所应是可行的（feasible）、有意义的（meaningful）；最后对证据进行评价、综合，并传播到医疗保健机构及医疗保健专业人员，帮助他们应用证据，并评价其对医疗卫生结局、医疗保健系统及实践活动的作用。JBI 循证卫生保健模式从最新、最佳证据的获取，以及应用的角度阐述如何通过循证实践促进整体健康。

二、循证实践的核心内容

JBI 循证卫生保健模式中循证实践的核心内容包括研究证据、证据应用的场景、患者价值观、需求、体验及临床实践者的专业判断。只有充分考虑这些信息进行临床决策，才能称为循证决策（evidence-informed decision）。大多数情况下，证据被界定为“可获得的事实”，证据也可以是一种信念、议题，或对某件事情是否真实有效的判断。而在该模式中，证据被进一步定义为一种信念基础，需要进行进一步的证实。卫生保健人员寻求证据，以证实某些实践活动和干预活动的价值，因此所需要的证据应依据实践活动的性质和目的而定。

三、整体健康

JBI 循证卫生保健模式认为循证卫生保健的驱动力和目标是实现整体健康（global health），开展科学研究的宗旨是满足人类社会对知识的需求，弥补人们在知识上的欠缺，如通过深入调查和分析患者、家属、照护者、卫生保健消费者、医疗保健专业人员的需求，并开展干预性研究，以采取适当的方式，有效满足其需求。

第三节 循证护理实践基本步骤

循证护理实践是一个系统的过程，涉及各级护理组织和护理人员。循证护理实践主要包括 4 个阶段，即证据生成、证据综合、证据传播及证据应用，具体过程包括 8 个步骤，即明确问题、系统检索文献、评价文献质量、汇总和分析证据、传播证据、引入证据（情景分析）、应用证据、评价证据。

一、证据生成

证据生成，源于研究结果、专家共识、临床经验、专业知识、逻辑演绎和推理。设计严谨的研究，无论采用何种方法，其结果均比个人观点、经验报道更具可信度。如果经过系统检索，尚无来自研究的证据时，其他类别的证据就代表了该领域现有的最佳证据。JBI 循证卫生保健模式认为，证据来源是多样化的，医疗保健专业人员对证据属性的理解是宽泛的。有效性是证据的重要属性，但还需考察证据的可行性、适宜性及意义。

二、证据综合

证据综合，即通过系统评价寻找并确立证据。该阶段包括以下 4 个步骤：①明确问题，明确临床实践中的问题，并将其特定化、结构化。②系统检索文献，根据研究人员提出的临床问题进行文献检索，以寻找证据。③评价文献质量，严格评价研究设计是否严谨和科学，以及结果推广的可行性和适宜性。④汇总和分析证据，对筛选后纳入的研究进行汇总，对具有同质性的同类研究结果进行荟萃分析（Meta-analysis）。对不能进行 Meta 分析的同类研究进行定性总结和分析，也是系统评价的过程。

三、证据传播

证据传播是指通过发布临床实践指南、实践信息手册等方式，由专业期刊、专业网站等媒介将证据传递给护理管理者、护理实践者。证据传播不仅是简单的证据和信息发布，而是通过制订计划，明确目标人群，设计专门途径，组织证据传播的内容、形式及方式，以能被理解和接受的方式将证据传递给实践者，使之用于决策过程。

证据传播主要由以下 4 个步骤组成。

1. 标注证据的等级或推荐意见。
2. 将证据资源整理成易于传播和理解的形式，便于临床专业人员查阅和应用。
3. 详细了解目标人群对证据的需求。
4. 以较为经济的方式传递证据和信息。

四、证据应用

（一）证据应用过程

1. 情景分析

研究人员应用证据前，应进行情景分析，了解证据与实践之间的差距。引入证据时，需要特别注意，循证实践需要将证据与专业知识、临床经验及患者的需求相结合，根据具体临床情境，创新护理模式，形成新的护理流程和护理质量标准。

2. 促进变革

循证实践是护理方式变革的过程，是改变以往的实践方式和操作流程。采用新的标准评价护理质量，可能会遇到来自个体或机构层面的阻碍，需要评估变革的障碍因素，并根据情景选择和采纳证据，确定可操作的流程、质量标准、激励政策，并通过全员培训，在护理人员中达成共识，使其遵从新的流程。

3. 评价证据

循证护理实践以护理整体变革为标志，通过持续改进、动态监测证据的应用过程，评价证据对卫生保健系统、护理过程、患者的影响。

（二）证据应用影响因素

证据应用到临床实践中就是临床护理质量持续改进的过程，主要的障碍因素：①研究因素，如研究的特征和设计的质量。②护理人员因素，如护理人员的循证意识。③组织因素，如是否获得机构上级管理者和领导者的支持，并为证据应用创造氛围和条件。

证据应用涉及护理人员的个人层面和护理系统的组织层面。就护理人员而言，证据的应用意味着改变现有流程，而这种改变需要打破传统的实践方式，改变旧的观念，更新理论知识和培训技能。组织层面的影响因素主要包括领导的支持、现有的资源、整体的文化和氛围等。因此，在证据应用前应对相关因素进行评估并制订相应的措施，以降低阻碍因素的影响。

五、循证护理实践过程的举例

以“预防应用含 5- 氟尿嘧啶（5-FU）的化疗方案导致口腔黏膜炎”为例。

1. 明确问题

长期对恶性肿瘤患者应用含 5-FU 的化疗方案，会使其并发口腔黏膜炎，发生率高达 40%，给患者造成极大的困扰。预防口腔黏膜炎的方法有很多，效果各不相同，花费支出差异也较大。临床的问题是采用哪些措施可以有效预防该问题的发生。根据国际常用的 PICOS（P 为患者、I 为干预、C 为对照、O 为结果、S 为设计）原则，对临床问题结构化，如本例中，患者（patient，P）：应用含 5-FU 化疗方案的癌症患者；干预（intervention，I）：用 0.05% 碳酸氢钠含漱液漱口；对照（control，C）：用生理盐水漱口；结果（outcome，O）：口腔黏膜炎发生率；研究设计（study design，S）：临床对照试验（随机或非随机）、观察性研究（队列设计或病例对照设计）。循证问题是应用含 5-FU 化疗方案的患者每日用 0.05% 的碳酸氢钠含漱液漱口，是否较生理盐水或清水漱口发生口腔黏膜炎的概率更低。将临床问题按 PICOS 的原则结构化，利于进行系统的证据检索。

2. 系统检索文献

系统检索循证医学图书馆、美国国家医学图书馆、护理学全文数据库、中国生物医学文献数据库等中英文数据库，搜索关键词如“口腔黏膜炎（oral mucositis）”“口腔溃疡（oral ulcer）”“化疗（chemotherapy）”“5-FU”“预防（prevention）”“碳酸氢钠含漱”等，并优先选择随机对照研究进行检索，再扩大检索面，包括其他设计的研究（非随机对照试验、队列设计或病例对照设计等观察性研究等），获取相关研究的结果。

3. 评价文献质量

对初步纳入各项研究的质量进行严格评价，包括设计的严谨性（取样方法、分组方法、干预原则及统计方法等）、结果的准确性和有效性、研究结果的实用意义等。

4. 汇总和分析证据

通过对纳入的研究进行汇总，对具有同质性的多项干预性研究结果进行 Meta 分析，对不能进行 Meta 分析的同类研究进行定性汇总和分析，形成“系统评价应用含5-FU 的化疗方案所致口腔黏膜炎的预防措施”。按照牛津大学循证医学中心或循证卫生保健中心的证据分级原则，对涉及的各条证据等级进行分级。例如，应建立每日评估口腔黏膜状态的护理常规要求（Ⅳ级证据）；每日用 0.05%碳酸氢钠含漱液漱口 3 ～ 4 次（Ⅰ级证据）；口腔溃疡处涂抹粒细胞集落刺激因子（C-CSF）（Ⅰ级证据）；接受5-FU 治疗时，根据患者的接受程度，可将冰屑贴敷于口腔黏膜上或含冰块，以预防口腔黏膜炎的发生（Ⅰ级证据）等。

5. 传播证据

将结果写成实践报告或证据总结。根据所在医院护理人员的特点、培训需求，设计教育培训项目，如组织讲座、分发材料等。

6. 情景分析

在对证据的真实性和相关性进行评价后，肿瘤科的护理人员在护理部质控小组的支持下，组建循证护理小组，根据所在医院的条件，结合自身的临床经验和患者需求，评估上述证据中哪些证据可以应用于本例。

7. 应用证据

循证小组达成集体共识，引入相关内容，制订本医院化疗病房的护理流程和质量评价标准。此时，循证小组需要多次召开会议进行护理人员培训、患者和照护者宣教等工作，反馈结果。

8. 评价证据

通过严格的质量管理程序，动态随访护理人员的工作程序是否符合实践指南要求，以及患者口腔黏膜炎的发生率是否下降。

总之，实施循证护理应找到科学的研究证据，并根据证据进行临床决策和临床变革，通过统一的管理，促进证据的应用，动态监测证据应用后的效果。在这一过程中，护理管理人员应关注实施某项护理措施时所处的具体情形，包括主流文化、人际关系和领导方式、管理方法等，同时采取相应的措施，改变护理人员的态度、习惯、思维方式及工作方法等。

第二章　循证护理基础知识

随着对现代护理研究的深入，循证护理实践已成为护理学科发展过程中备受关注的热点，对提高护理实践的科学性和专业性起到重要作用。本章主要介绍循证护理问题的概述、循证资源及检索方法、文献质量评价、循证护理证据分级、临床护理研究证据评价等内容。

第一节　循证护理问题的概述

循证护理的实践过程是发现问题、寻找证据及解决问题。因此，循证问题的提出，是循证实践的重要步骤，是有效检索文献的前提。循证护理问题源于临床实践，对指导临床实践、提高护理质量具有十分重要的意义。

一、循证护理问题的重要性

循证护理实践以解决患者存在的护理问题为核心，找出患者面临的和护理人员必须解决的临床关键问题是循证护理的中心环节。随着医学技术的进步，护理人员学习的知识已不能解决所有遇到的临床问题。因此，护理人员在日常工作中应善于观察，并具备评判性思维，能够发现和提出相应的临床问题。只有发现问题、提出问题，以及将临床问题转化为具体的循证问题，带着问题去检索证据，再根据可靠的证据去解决问题，才能使患者最大程度获益。提不出问题，或者问题太宽泛，就无法实施循证护理实践。例如，采用机械通气的患者，气道管理是重要的护理内容，但如果护理人员提出的循证问题“对机械通气的患者如何进行气道管理”，则问题太宽泛，很难进行专题检索，需要将临床问题结构化、具体化，转化为循证问题。因此，构建一个好的循证问题，可以帮助护理人员更好地结合患者的实际情况来制订护理措施。另外，如果该问题无相应的文献支持，则不能成为一个循证问题，但可以成为一个好的科研问题。通过严密的设计，可进一步回答这个问题，为今后的循证实践提供证据。

二、循证护理问题的来源

对一般护理实践中的循证护理而言，循证问题主要源于临床的护理实践。但是对于机构或组织实施的循证护理而言，循证问题也可源于护理质量评估。此外，在机构或组织实施的循证护理中，问题也可源于其他途径，如标准、指南、文献中存在的问题，或在标准制定过程中发现的问题等，这些问题需要评估与临床的相关性及知识应用的可行性。

三、循证护理问题的提出

循证护理问题的提出，不仅需要护理人员具备扎实的护理知识，以及丰富的临床经验，同时需要保持对临床护理问题的敏感性，使其能够及时发现并关注那些对患者护理效果有重要影响的问题。

好的循证护理问题应该是具体化的、结构化的，便于检索和回答。例如，可以使用“PICO”模式来构建问题，使问题更加明确。此外，提出的问题应该与患者自身利益和知识需求较为相关，以及在有限时间内最有可能获得的答案。最后，问题还应在临床实践中具有重复性，以便于进一步验证和推广。

四、循证护理问题的构成

循证护理问题通常包括以下几个要素。

1. 研究对象（population）

研究对象即明确问题所涉及的患者群体或服务对象。

2. 干预类型或暴露类型（intervention）

干预类型即描述所采取的护理措施。

3. 对照组（control）

对照组即描述用于比较的对照组。

4. 评价结局（outcome）

评价结局即明确希望通过干预措施达到的预期效果或结局。

某些情况下，除了“PICO”模式的4种构成元素外，循证问题还可以包含研究设计（Study design，S）。通过限定研究设计的类型，可以明确地找出循证问题需要获得的证据。

另外，护理学科领域需要质性研究回答的问题，可以转化为结构化的循证问题。质性研究的问题一般是询问患者的感觉、经历、体验和观点，涉及患者在治疗和康复过程中的一些特殊体验和经历、某些影响健康的因素等，常需用描述性的语言回答，如新生儿重症监护室中早产儿的家属会担心哪些问题？参加药物试验患者的治疗体验是什么？部分糖尿病患者为什么不能按期来医院复诊？质性研究领域的循证问题一般包括“PIC”：①患者或服务对象（patient，P）。②感兴趣的现象（interest of phenomenon，I）。③具体情形（context，C）。例如，参加临床药物试验的乳腺癌患者在治疗期间有哪些经历？什么因素影响了她们服药的依从性？转化为“PIC”的循证问题，即P是治疗期间的乳腺癌患者，I是患者治疗的依从性，C是参加临床药物试验的具体情形。

五、循证护理问题的注意事项

1. 问题应具体化和结构化

问题应明确、具体，并具有一定的结构，以便于检索和回答。例如，问题应具体到某一疾病、某一患者群体或某一护理实践，避免过于宽泛或模糊。结构化的问题有助于更准确地定位所需证据，提高检索效率。

2. 问题应具有重要性和实用性

提出的问题应具有实际的临床意义和价值，能够解决护理实践中的实际问题。同时，问题应具有一定的普遍性，能够代表一定范围内的患者群体或护理实践情况，以便将研究结果推广应用。

3. 立论依据充分，进行预检索文献

在提出循证护理问题前，应进行充分的文献检索和阅读，了解相关领域的研究现状和最新进展。这有助于更准确地定位问题，避免重复研究，并提高问题的科学性和可行性。

4. 考虑患者的意愿和需求

循证护理强调以患者为中心，因此在提出循证护理问题时，应充分考虑患者的意愿和需求。这有助于确保护理实践更加人性化、个性化，提高患者的满意度和护理质量。

5. 关注证据的可靠性和质量

在提出循证护理问题时，应关注证据的可靠性和质量。选择高质量研究（随机对照试验、系统综述等）的证据来提出和解决问题。同时，应对检索的证据进行严格筛选和评价，确保其真实、可靠、有效。

6. 结合临床经验和专业知识

提出循证护理问题时，应充分考虑护理人员的临床经验和专业知识。这有助于更准确地理解患者的实际情况和需求，提出更具针对性和可行性的护理措施。

综上所述，提出好的循证护理问题，需要护理人员熟练掌握临床护理技能及相关理论知识，提高临床观察和判断能力，发现临床工作中存在的问题，从患者的实际临床需求角度思考问题。

第二节　循证资源及检索方法

循证资源是指能够提供高质量、可靠证据的资源。在医学领域，循证资源通常包括原始研究证据，如随机对照试验、队列研究、病例对照研究等；二次研究证据，如系统评价、临床实践指南、临床决策分析、最佳证据信息册、卫生技术评估报告等。

循证检索是一种系统的检索方法，旨在通过科学的方法来获取、评估和应用最佳的研究证据。在循证检索的过程中，应注意循证资源和检索方法的不断更新和发展，在检索和评估证据时，应保持批判性思维，在应用证据时，应充分考虑实际情况和具体情境，以便更好地获取、评估和应用最佳的研究证据。

一、常用循证资源数据库

（一）科克伦（Cochrane）协作网

Cochrane 图书馆作为 Cochrane 协作网的主要产品，是获得高质量循证医学证据的重要检索系统，常用数据库介绍如下。

1.Cochrane 方法学注册数据库

该数据库是提供临床试验方法的文摘型数据库，信息来源主要包括国际性综合生物医学信息书目数据库（Medline）收录的或人工查找获取的期刊文献、图书资料和会议文献等。

2.Cochrane 卫生技术评估数据库

该数据库由约克大学评价与传播中心收集整理文献而创立，使用的信息来自国际卫生技术评估机构协作网（INAHTA）成员单位和其他卫生技术评价机构提供的摘要。该数据库收录了世界范围内已完成的和在研的卫生技术评估的文献，研究涉及与卫生技术有关的医学、社会学、伦理学和经济学等方面的内容。

3. 英国国家医疗服务体系经济学评价数据库

该数据库由约克大学评价与传播中心收集整理文献而创立，收录了卫生保健干预措施、经济学评价等研究摘要。从各类文献中选出成本效益、成本效果和成本收益等方面的研究，依据特定的质量标准进行评估，并制作出详细的结构化摘要。

（二）循证卫生保健数据库

JBI 研发了循证卫生保健数据库，根据发表类型可以分为系统评价、证据总结、以证据为基础的实践推荐、最佳实践信息等。其研究领域包括老年护理、烧伤护理、癌症护理、心血管护理等十八个模块。除此之外，JBI 还创建了系统评价和应用报告数据库。该数据库为在线出版，主要发表根据 JBI 方法学制作的系统评价方案和卫生保健方面的系统评价。这些系统评价包括对量性的和质性的研究、专家意见、经济学相关研究的系统评价，以及证据应用报告。

（三）坎贝尔（Campbell）协作网

Campbell 协作网的图书馆检索系统包括系统评价、方法学两个板块，其中系统评价板块可检索三百多条记录。同时，该图书馆提供 Campbell 协作网系统评价制作的指南，并可在其主页免费下载。

二、检索目的

1. 以“用证”为目的的检索

将循证护理临床实践或证据转化为需要检索的文献。此种目的的检索强调查准率，便于护理人员在短时间内检索出最佳证据。

2. 以“创证”为目的的检索

通过系统评价或 Meta 分析立题、检索文献、筛选文献、评价文献质量等，最终生成最佳证据。

三、检索方法

（一）基本的检索方法

检索词是表达信息需求和检索内容的基本单元，检索词选择恰当与否直接影响检索效果。用于表达文献主题内容的词语属于主题检索语言。主题检索语言应用较多的是主题词法和关键词法。

1. 主题词法

主题词，又称叙词，能确切表达文献的主题概念，能指引检索者使用相同的标准术语来描述同一主题概念。具有以下特点：①采用的词语有严格的规范，在主题词表中，可将多个相似概念、名词术语、同义词等用唯一的术语表达。②通过参照系统，将非主题词变更为主题词。③通过主题词表的树状结构或主题词等级索引（范畴表）等，提示主题词之间的相互关系（等同、包含及分支等）以便查找主题词。④通过主题词检索的组配关系，如主题词之间的交叉组配或主题词与副主题词的限定组配，使检索更具专指性。

主题词检索时，需要考虑以下因素。

（1）不同数据库使用不同的主题词表，如美国国家医学图书馆（NLM）使用的是医学主题词表（medical subject headings，MeSH）、荷兰医学文摘数据库（Embase）使用的是 Emtree 词表。

（2）通过检索系统提供的检索入口，确定与检索主题匹配的医学表，从而浏览和选择主题词，如公共医学文献数据库（public medical library, PubMed）检索系统的“Mesh Database”检索入口。

（3）确定可对主题词检索范围进行限定的副主题词。主题词是指可论述文献重点内容的词，副主题词是指论述主题某一方面内容的词。每个副主题词有特定的含义和使用范围，分别与不同主题词相组配。副主题词和主题词组配，使主题词更具有专指性。

（4）确定是否对主题词进行扩展检索。主题词树状结构表确定了主题词在分类表中的位置，体现了词与词之间的隶属关系，有助于从学科体系的角度来选择合适的主题词，便于系统自动进行扩展检索。系统在检索某一主题词时，会自动将所选主题词的全部下位词进行检索，来实现对主题词的扩展检索。也可利用主题词的树状结构来缩小检索范围，直接对某主题词的某一下位词进行检索。

2. 关键词法

关键词是指文献中具有检索意义，并能表达文献主要内容的名词。出现在文献题录、文摘或全文中的关键词，又称文本词。由于关键词或文本词不受词表约束，所以又称之为自由词。如果需要检索的临床问题在医学主题表中没有找到相应的主题词，或选择的检索系统没有主题词检索或主题词检索功能不完善，或一些医药领域中新出现的专业术语尚未被医学主题词检索系统收录时，宜采用关键词或自由词检索，可使用文献的标题、文摘或关键词中出现的词进行检索。

关键词检索时需要考虑以下因素。

（1）注意筛选同义词，在文献中同一病症或同一干预措施可能有不同的说法，有多个同义词和相近词。

（2）有些自由词有不同的词尾或词的单复数形式变化，注意词形变化和拼写差异，如 die、diets 或 dietary。有些词有两种或多种拼写方法，如 behavior 和 behaviour、leukaemia 和 leukemia 等。检索时常用截词符号，不同的数据库采用不同的符号，如 PubMed 无限截词符用“*”表示，如“bacter*”可检出以 bacter 为词干的单词 bacteria、bacterium 等，但仅限于 150 个单词。而奥维德（Ovid）检索系统中的截词符号“$”为无限截词符，可代替任意字符，如“bacter$”可检索出以 bacter 为词干的单词，如 bacteria、bacterium 等；“#”代表一个英文字母，如“wom#n”表示可检出 woman 和 women；“?”代表一个字符或者不代表现有的字符，如“colo?”表示可检索 color 和 colour。

（3）部分医学词汇只取首字母缩写词，应注意缩写词，如 EBM 代表 evidence based medicine。

（二）常用的检索运算符

确定检索方法后，需要进行检索式的构建。构建检索式需要使用检索系统规定或允许的运算符，运算符在计算机检索中起着非常重要的作用，它用于连接已确定的检索词，构成检索式，达到扩大或缩小检索范围、提高检索效率的目的。

检索系统中常用以下逻辑运算符（布尔逻辑运算符）。

1. 逻辑“与”（AND）

逻辑“与”具有概念交叉和限定关系的一种组配。在一个检索式中可有多个“AND”，检出的文献同时含有两个或多个检索词，常用来缩小检索范围，提高查准率。

2. 逻辑“或”（OR）

逻辑“或”具有概念并列关系的一种组配。检索文献时可同时含有或只含有两个或多个检索词中的一个，使用“OR”运算符可扩大检索范围，提高查全率。

3. 逻辑“非”（NOT）

逻辑“非”具有不包含某种概念关系的一种组配。使用“NOT”运算符可用来缩小检索范围，从检出文献中剔除部分文献，增强专指性，提高查准率。

（三）检索策略的适时修改和调整

检索文献过程中，需要不断修改和完善检索策略，调整检索式的敏感性和特异性。高敏感性可扩大检索范围，提高相关文献被检出的比例，提高查全率；高特异性，可缩小检索范围，排除非相关文献被检索出的比例，提高查准率。检索时需根据检索的目的，选择检索策略的敏感性和特异性。

1. 扩大检索范围，提高查全率

以使用 Medline 光盘检索系统为例：①采用主题词进行检索时，可通过所选主题词的上位词进行检索，以进行扩展检索；还可选用多个主题词检索，使用主题词表提示的相关主题词进行扩展检索；选用全部副主题词或对副主题词进行扩展检索。②用“OR”运算符扩大检索范围，检索时可将不同称谓的检索词或将同义、近义的检索词（自由词）用“OR”进行连接，如 gene OR therapy。③采用截词检索，在检索词的词根或词尾加上截词符（*）进行扩展检索，如“disease*”可检索 disease、diseases、diseased 等。④使用通配符检索，将通配符“？”加在检索词中进行检索，可检索出拼写不同而词义相同或相近的词，从而扩展检索范围，如“worm?n”可检索 woman 和 women。⑤使用索引词表检索时，可选用多个检索词进行检索，此检索软件自动用“OR”运算符构成检索式进行检索，从而扩大检索范围。⑥如检索词之间有连接符，取消连接符以扩大检索范围，如drug–abuse 去掉“–”，则 drug abuse 可扩大检索范围。

2. 缩小检索范围，提高查准率

以使用 Medline 光盘检索系统为例：①采用主题词进行检索时，如选用的主题词专指性不强，且该词下还有专指性更强的下位词，应选用专指性强的下位词检索。②选择合理的副主题词，使用主题词和副主题词组配检索。③用运算符缩小检索范围，常用的运算符有“AND”“NOT”等。④屏幕浏览选词，在不明确某主题词拼写形式的情况下，可先用自由词检索，如在 MeSH 字段选择检索内容的主题词，进而选择副主题词进行检索。⑤通过“suggest”功能选词，输入自由词后点击“suggest”功能按钮，系统会显示一组与自由词概念接近的主题词供选择，结合检索内容对这组词选择并进行检索。

四、常用循证实践和生物医学文献数据库的检索方法

（一）Cochrane 图书馆检索方法

目前，Cochrane 图书馆的光盘版和网络版均为每季度更新 1 次，更新后的版本覆盖各期内容。在检索界面和检索功能上基本相同。

1.Cochrane 图书馆（光盘版）检索方法

（1）进入 Cochrane 图书馆（光盘版）检索界面后，可见检索界面左上方和右上方分为“browse”浏览区和“search”检索区。在“browse”浏览区，列出了可供浏览的两种模式：①“Cochrane reviws”浏览途径，分为主题浏览（by topic）、新纪录浏览（new reviews）、更新记录浏览（update reviews）、首字母顺序浏览（A ～ Z）及专业组浏览（by review group）。②“other resources”浏览途径，在检索区，有检索词输入框及与该框平行的检索字段选择框，并可选择在检索区的下方提供的高级检索、主题词检索、检索史检索和检索式存储几种检索模式和检索功能。在检索过程中如需回到检索主界面，点击当前界面第一排的“home”。

（2）Cochrane Library（光盘版）的检索方法：①检索模式，在主页检索区的检索词输入框内输入检索词，点击“go”，数据库即可对数据库的各文本字段进行检索，如“title”“abstract”“authors name”“cite”“keywords”等。②高级检索模式，点击右上方检索词输入框下方的“advanced search”，选择高级检索模式。此种检索模式允许检索者建立更复杂的检索方式，能对检索方位进行各种限定或扩展。该检索模式对检

索字段和逻辑运算符的选择均可通过下拉式菜单进行操作。检索者可利用检索词输入框右侧提供的下拉式菜单进行字段限定检索，可限定检索的字段有“record title”“abstract”“keyword”“author”“all text”“publication type”“accession number”“trial registry number”“cochrane group”“cochrane topic”“source”“DOI”。在一个检索框内完成了一个检索表达式后，检索者可以利用检索词输入框左侧提供的下拉式菜单，选择逻辑运算符“AND”“OR”“NOT”与另一个检索表达式进行组配。③主题词检索模式（MeSH search），点击右上方检索词输入框下面的“MeSH search”，选择主题词检索模式。Cochrane 图书馆主题词采用美国国家医学图书馆编制的医学主题词表。④检索史检索模式（search history），点击界面右上方检索词输入框下面的“search history”，进入检索史检索模式。⑤检索结果存取功能，在检索史的检索模式下，可选择性地对已列在“current search history”之下的检索结果进行存储，点击屏幕下方的“save search strategy”或“save to disc”。重新运行检索结果时，可在“save searches”模式下点击已存文件名后的“run”，或点击“import saved searches from file”之下的“浏览”，选中已存的文件名，然后点击“submit query”即可。

2.Cochrane 图书馆（网络版）检索方法

Cochrane 图书馆的检索途径有很多。Cochrane Library 网络版与 Cochrane Library 光盘版检索规则基本一致，检索功能也基本相同，但网络版更具特色，如可针对一个或多个数据库，或所有数据库进行检索；提供的 Cochrane 系统评价全文有可移植文档格式（PDF）；提供检索链接、参考文献链接等。此外，浏览 Cochrane 系统评价时可直接链接系统的“反馈”功能，使读者对该系统评价提供“反馈”意见。在“Search limits”下，提供了可供选择的内容，可选择全部数据库，也可选择其中一个或多个数据库，光盘版无该选项。

（二）PubMed 检索方法

PubMed 的主页有以下主要内容：①检索提问框，是位于 PubMed 主页中间的条形框，该框右侧的“search”按钮用于执行检索功能。由于检索提问框处于活动状态，进行检索时在每屏中均可见到检索提问框。但应注意，提问框上方显示当前的检索或浏览状态的提示，如“PubMed”或“MeSH”等。②高级检索，该栏位于检索提问框左下方，有“Advanced”高级检索功能按钮。③功能栏，位于检索提问框下方，由“Learn”“Find”“Download”“Explore”四个模块构成，主要包括“Advanced Search”“Batch Citation Matcher”“Clinical Queries”“Single Citation Matcher”“MeSH Database”等。④“Trending Articles”“Latest Literature”，位于功能栏下方，包含最新文章及高影响杂志最新收录文章两个部分。

1. 基本检索

可在检索提问框内输入任何有实质性检索意义的词、短语、缩写、姓名等进行检索，也可以通过使用逻辑运算符组成检索式，然后点击检索框右侧的“search”或“Enter”执行检索功能。PubMed 设有自动转换提问词功能，当在检索提问框输入检索词后执行检索功能时，系统自动将检索词逐一与主题词转换表、杂志名转换表、短语列表和作者索引中的词进行核对，并转换、匹配为相应的词。给短语加上双引号，则不执行自动转换提问词的功能。

2. 通过“feature bar”辅助检索功能进行的检索

（1）限定检索　点击检索界面左侧“filters”，检索者可对特定的检索范围进行限制。限定内容：①出版时间（date publication），系统默认为“any date”。②论文类型（type of article），可供选择的论文类型有“clinical trial”“editorial”“letter”“Meta-Analysis”“practice guideline”“randomized controlled trial”“review”等。但应注意，对论文类型或出版物类型的限制只针对 Medline 数据库，不针对 PubMed 数据库。③物种（species），包括人和动物。④子集（subsets）及扩展，限定内容中除“AIDS”“bioethics”“cancer”外，还有与循证医学关系密切的“systematic reviews”。⑤语言（languages）和性别（sex），对性别的限定只针对 Medline 数据库，默认状态是对性别不加限制。⑥年龄（ages），可选择的年龄有十余种，但对年龄进行限制的只有 Medline 数据库。

（2）高级检索　点击“Advanced”进入高级检索页面，主要包括“Add terms to the query box”“Query box”“History and search Details”栏目。根据检索需求，选择检索词限定范围，在检索输入框内输入检索词，根据检索关系选择“Add with AND”“Add with OR”“Add with NOT”。

（三）Embase 数据库检索方法

Embase 数据库实行网际协议（IP）控制或用户名、密码限制，不提供免费检索服务，主要检索方式有以下几种。

1. 自由词检索，点击“searches”进入检索界面，在“search”提示符后输入检索词。

（1）任意的字母或数字组合，如 123、abc、3m 等。

（2）任意的单词或词组（除禁用词外），如 cancer、hepatitis virus、AIDS、alpha-adrenoceptor。

（3）连缀词组，如 interleukin-6、drug-abuse。

（4）词根（截词）检索，如 comput*、cardi*。

（5）带通配符的单词，如 colo?r 可检索到关于 color 或 colour 的文献，“？”表示 0 或 1 个字符。

（6）以前的检索序号，如 #6。

（7）逻辑检索式，如用逻辑运算符“AND”“OR”“NOT”连接检索词而形成的检索式就是逻辑检索式。

（8）带引号的运算符检索，如“near”“death experience”。点击“search”或“enter”进行检索。点击“show”可显示检索结果。

2. 检索过程，输入检索词后，点击“index”，可列出 Embase 数据库中所有可供检索的词汇、词组或字符序列。可供检索的索引项涵盖了任意单词、数字字符组合、短语及词组。在此模式下，不仅能够按照字母顺序查阅数据库中所有已索引的词汇及由连字符构成的术语，还可以从中选择一个或多个词汇进行自动搜索。另外，在点击“index”并输入特定词汇或词根后，索引将自动定位到相关条目。若同时选择了多个词汇，检索系统将对这些词汇执行“或”逻辑运算。

3. 显示每篇文献的所有内容后，可点击检索框外下方的“all fields”，也可点击“brief fields”。

4. 打印。

5. 在正式输出检索结果前，读者可以点击检索界面菜单行“Opti”，选择“show Opti”“print Opti”或“download Opti”对记录进行修改和参数设置。

（四）中国生物医学文献服务系统（SinoMed）的检索方法

SinoMed 网络版具备 SinoMed 光盘版所有的功能。鉴于 SinoMed 网络版使用更为方便，以下重点对网络版的使用方法进行介绍。

从 SinoMed 检索界面可以看出，主要检索途径为快速检索、高级检索、主题检索、分类检索、期刊检索、作者检索、机构检索、基金检索、引文检索等。

1. 快速检索

首先点击 SinoMed 检索界面右上角“选择数据库”中的下拉式菜单后，选择文献数据库，即可进入检索界面。

（1）在输入框输入检索词或检索式。

（2）点击“检索”，系统会对提交的检索式进行内容查找，显示结果。

（3）点击“清除”，系统会清除输入框的检索式。

2. 高级检索

可在 SinoMed 检索界面“检索词检索式输入框”内使用以下命令组成检索式再进行检索。

（1）构建表达式，每次可允许输入多个检索词，输入框中只支持同时输入“AND”“OR”“NOT”或其他逻辑运算符。

（2）常用字段由标题、摘要、作者、作者单位、文献来源 5 个检索项组成。

（3）智能检索，是实现检索词及其同义词（含主题词）的扩展检索。

（4）精确检索，是检索结果与检索词完全匹配的方式。

（5）限定检索，可以对文献年代、文献类型、年龄、性别、研究对象等特征进行限定。

（6）检索历史，最多能保存两百多条检索表达式，可实现一个或多个历史检索表达式的逻辑组配检索。

3. 主题检索

（1）打开主题检索屏幕，点击主屏幕的“主题检索”按钮，即可进行主题词检索。

（2）选择检索入口，下拉菜单列出中文主题词或英文主题词的检索方式，如在检索输入框中输入“高血压”进行内容检索，系统会显示含有“高血压”的主题词列表以供检索者选择。词条中带有“见”字时，前面的词为主题词的同义词，后面的词为正式主题词；词条中无“见”时，前后均为主题词。

（3）选择恰当的主题词，如输入“高血压”后，点击进入该主题词的注释信息显示界面，全面了解该主题词的各种注释信息和树形结构，以确定是否与检索主题一致。

（4）根据需要，选择“加权检索”“扩展检索”，添加相应的副主题词如“诊断”后，点击“主题检索”进行文献检索。

4. 分类检索

（1）点击主屏幕的“分类检索”，可进行分类检索。

（2）从系统返回的列表中选择准确的类名，如“小儿麻疹”词汇等。

（3）根据需要，选择是否扩展检索；对于可复分的类号，选择复分组配检索，最后点击“分类检索”，操作完成。

5. 期刊检索

可从刊名、出版地、出版单位、期刊主题词或者国际标准期刊号（ISSN）等途径查找相应的内容。

6. 作者检索

支持第一作者检索与分析评价。

（1）输入作者姓名，勾选“第一作者”。

（2）选择要检索或分析的“第一作者”姓名，点击“下一步”。

（3）选择要检索或分析的“第一作者”所在机构，点击“查找”或“分析”。

7. 机构检索

（1）通过直接输入机构名称进行精确或模糊搜索。

（2）利用逐级筛选，直至找到所需的机构。在输入机构名称时，系统支持使用“？”和“%”来扩大搜索范围，这些字符可以灵活地放置在名称的开头、中间或结尾位置。

8. 基金检索

（1）输入基金名称或基金项目查找相关内容。

（2）用分类导航逐级查找浏览内容。

9. 引文检索

（1）点击“常用字段”并下拉菜单，可以选择被引文献的提名、出处、作者等，输入要检索的内容，点击“检索”按钮。引文检索支持运用逻辑运算符“AND”“OR”“NOT”进行检索，多个检索词之间的空格加“AND”，如“肺炎AND预防”。支持单字通配符（?）和任意通配符（%）检索，通配符可以置首、置中或置尾。

（2）检索历史最多只能保存两百多条，可实现一个或多个历史检索表。

第三节 文献质量评价

文献质量评价（literature quality evaluation）是指对文献的真实性、可靠性、权威性和有效性进行评价的过程，也是对文献的学术水平、内容价值、影响力和可信度等方面进行评估的过程。文献质量评价的基本要素包括内部真实性、临床重要性与适用性三个方面。内部真实性是指某个研究结果接近真值的程度，即研究结果受各种偏倚的影响程度。临床重要性是指研究是否具有临床应用价值。适用性即研究的外部真实性，指研究结果能否推广应用到研究对象以外的人群。研究类文献按照研究设计不同，可以分为随机对照试验、队列研究和横断面研究等。非研究类文献包括系统评价和Meta分析等。不同类别的文献应采用不同的评价工具。

一、随机对照试验研究文献的评价方法

随机对照试验（randomized controlled trial，RCT），即将研究对象按照随机化的方法分为不同组别，对不同的组别给予不同的干预方法，以对照不同干预措施的干预效果有无不同。RCT的设计要遵循三个基本原则，即设置对照组（control）、随机化分组（randomization）和盲法试验（blind）。RCT是原始研究中质量最高的证据等级，被认为是评价干预措施的“金标准”。随机对照试验研究文献的评价要关注其是否具备随机化、对照和盲法等基本特征，以及组间基线是否具有可比性等方面的评价。

（一）Cochrane协作网的评价

Cochrane协作网对RCT的评价，包括6个评价项目，再对每个项目采用“偏倚风险低”“偏倚风险高”“不清楚”进行判定，见表2–1。

表2–1 Cochrane风险偏倚评估工具

偏倚类型	评价项目	评价结果
选择偏倚	随机序列的产生	偏倚风险低□ 偏倚风险高□ 不清楚□
	对随机方案的分配隐藏	偏倚风险低□ 偏倚风险高□ 不清楚□
实施偏倚	对研究对象及干预者实施盲法	偏倚风险低□ 偏倚风险高□ 不清楚□
测量偏倚	对结果测评者实施盲法	偏倚风险低□ 偏倚风险高□ 不清楚□
失访偏倚	结局指标数据的完整性（失访情况）	偏倚风险低□ 偏倚风险高□ 不清楚□
报告偏倚	选择性报告研究结果的可能性	偏倚风险低□ 偏倚风险高□ 不清楚□

1. 如果研究完全满足这些标准，则发生各种偏倚的可能性小，质量等级为A。
2. 如果研究部分满足这些标准，则发生偏倚的可能性为中度，质量等级为B。
3. 如果研究完全不满足这些标准，则发生偏倚的可能性高，质量等级为C。

（二）JBI的评价

JBI对RCT的评价，包括13个评价项目，见表2–2。评价者需要对13个项目分别进行评价，评价等级包括“是”“否”“不清楚”“不适用”。

表2–2　JBI对RCT论文的评价工具

评价项目	评价结果
1. 是否对研究对象真正采用了随机分组的方法	是□　否□　不清楚□　不适用□
2. 是否做到了分配隐藏	是□　否□　不清楚□　不适用□
3. 组间基线是否具有可比性	是□　否□　不清楚□　不适用□
4. 是否对研究对象实施了盲法	是□　否□　不清楚□　不适用□
5. 是否对干预者实施了盲法	是□　否□　不清楚□　不适用□
6. 是否对结果测评者实施了盲法	是□　否□　不清楚□　不适用□
7. 除要验证的干预措施外，各组接受的其他措施是否相同	是□　否□　不清楚□　不适用□
8. 随访是否完整，如不完整，是否采取措施处理失访	是□　否□　不清楚□　不适用□
9. 是否将所有随机分配的研究对象纳入结果分析	是□　否□　不清楚□　不适用□
10. 是否采用相同的方式对各组研究对象的结局指标进行测评	是□　否□　不清楚□　不适用□
11. 对结局指标的测评方法是否可信	是□　否□　不清楚□　不适用□
12. 资料分析方法是否恰当	是□　否□　不清楚□　不适用□
13. 研究设计是否合理，在实施研究和资料分析过程中是否有不同于标准RCT之处	是□　否□　不清楚□　不适用□

（三）关键质量评估技能项目清单

关键质量评估技能项目（critical appraisal skills programme，CASP）清单旨在倡导运用循证的方法来阅读论文，以真正服务于医疗卫生健康及社会保健研究。其中，用于评价RCT的清单包括11个条目，其中前3条是筛选问题，1～11条均用“是”“否”及“不清楚”判定，见表2–3。

表2–3　评价RCT质量的CASP清单

条目		提示	评价标准
筛选问题	1. 是否提出了清晰明确的研究问题	①研究人群。②采取的干预方法。③比较的方法及对照的选择。④可能的结局	是□　否□　不清楚□
	2. 干预组与对照组分配是否随机	—	是□　否□　不清楚□
	3. 能否恰当地解释纳入研究的所有患者的试验结论	①随访是否完整。②纳入分析的患者是否随机抽取	是□　否□　不清楚□

续表

条目		提示	评价标准
细节问题	4. 是否对研究对象、研究者、分析者采取盲法	①患者盲法。②分析者盲法。③全体研究者盲法	是□ 否□ 不清楚□
	5. 各组之间在试验开始时的基线数据是否相同	主要为影响试验结局的因素，如年龄、性别、社会地位等	是□ 否□ 不清楚□
	6. 除研究的干预措施外，试验组合对照组的处理因素是否相同	—	是□ 否□ 不清楚□
	7. 干预效果有多大	测量了哪些结局指标	是□ 否□ 不清楚□
	8. 干预效果的评估是否精准	其可信区间是多少	是□ 否□ 不清楚□
	9. 研究结果能否适用于目标人群	纳入研究的人群是否与要应用的人群相似	是□ 否□ 不清楚□
	10. 是否考虑了试验的全部临床重要结局	如果没有，是否会影响决策	是□ 否□ 不清楚□
	11. 与患者的获益、受损及付出成本相比，是否值得	这个问题不太可能由研究者提出	是□ 否□ 不清楚□

（四）杰达德评分量表

杰达德等于1996年发布杰达德评分量表（Jadad scale），目的是评价疼痛治疗的RCT质量，从随机方案到其隐匿，盲法，退出和失访病例的原因、例数等多方面进行评价，主要包括随机序列、随机隐藏、盲法及脱落情况，采用0～7分记分法，1～3分视为低质量，4～7分视为高质量，见表2–4。

表2–4　Jadad量表

项目	评价指标	计分
随机序列	不恰当：采用交替分配的方法如单双号	0
	不清楚：采用随机试验，但未描述随机分配的方法	1
	恰当：计算机产生的随机数字或类似方法	2
随机隐藏	不恰当：交替分配、病例号、星期日数、开放式随机号码表、系列编码信封以及任何不能防止分组的可预测性的措施	0
	不清楚：只表明使用随机数字表或其他随机分配方案	1
	恰当：中心控制分配方案、序列编号一致的容器、现场计算机控制、密封不透光的信封、其他使临床医生和受试者无法预知分配序列的方法	2
盲法	不恰当：未采用双盲或盲的方法不恰当	0
	不清楚：试验陈述为盲法，但未描述其方法	1
	恰当：采用了完全一致的安慰剂片或类似方法	2

续表

项目	评价指标	计分
脱落情况	未描述失访或退出的数目或理由	0
	描述了失访或退出的数目和理由	1
jadad 评分:		

二、队列研究和病例对照研究文献的评价方法

分析性研究文献方法通常包括队列研究和病例对照研究两大类，是用来研究病因的流行病学方法。由于人的内在特点和实施条件涉及医学伦理等因素，这类研究通常不能实现随机化。因此，与随机对照试验相比，分析性研究更容易受到偏倚风险的影响，发生选择性偏倚的风险大于实验性研究。

（一）队列研究文献的评价方法

队列研究（cohort study），又称前瞻性研究、随访研究及纵向研究等，是流行病学研究中重要的方法。它直接观察暴露因素对疾病的影响，探讨危险因素与观察结局的关系。队列研究通过前瞻性“由因及果”的方法，探讨疾病的病因。在该类研究中，分组是根据有无暴露于某种因素而确定的，无法通过随机方法进行分组，但可通过匹配的方式，使暴露组与非暴露组具有可比性。

1. JBI 的评价

JBI 对队列研究论文的评价包含 11 个评价项目，见表 2-5。

表 2-5　JBI 对队列研究论文的评价

评价项目	评价结果
1. 各组研究对象是否具有相似特征，并来源于同一个研究整体	是□　否□　不清楚□　不适用□
2. 是否采用相同方式测评暴露因素，将研究对象分配为暴露组和非暴露组	是□　否□　不清楚□　不适用□
3. 对暴露因素的测评方法是否有效和可信	是□　否□　不清楚□　不适用□
4. 是否考虑了混杂因素	是□　否□　不清楚□　不适用□
5. 是否采取措施控制了混杂因素	是□　否□　不清楚□　不适用□
6. 是否描述在暴露或研究开始时，研究对象未出现观察结局	是□　否□　不清楚□　不适用□
7. 结局指标的测评方法是否有效和可信	是□　否□　不清楚□　不适用□
8. 是否报告了随访时间，随访时间是否足够长以观察结局指标的出现	是□　否□　不清楚□　不适用□
9. 随访是否完整，如果不是，是否描述并分析失访的原因	是□　否□　不清楚□　不适用□
10. 是否采取措施处理失访的问题	是□　否□　不清楚□　不适用□
11. 资料分析方法是否恰当	是□　否□　不清楚□　不适用□

2. 纽卡斯尔－渥太华量表的评价

纽卡斯尔－渥太华量表（the newcastle–ottawa scale，NOS）适用于评价病例对照研究和队列研究，通过 8 个条目用于评价队列研究，具体包括研究人群选择（selection）、组间可比性（comparability）、结果测量（measure）。NOS 对文献质量的评价采用了星级系统的半量化原则，满分为 9 颗星，见表 2–6。

表 2–6　队列研究的 NOS 评价标准

栏目	条目	评价标准
研究对象选择	暴露组的代表性	①对暴露人群具有很好的代表性（得 1 分 *）。②对暴露人群具有一定程度的代表性（得 1 分 *）。③仅能代表某类人群。④未描述暴露组来源（代表性）情况
	非暴露组的代表性	①与暴露组来自相同的人群（得 1 分 *）。②与暴露组来自不同人群。③未描述非暴露组来源（代表性）情况
	暴露因素的确定方法	①明确的档案资料记录（外科手术记录等）（得 1 分 *）。②结构式访谈（得 1 分 *）。③研究对象自我报告。④未描述。⑤其他
	明确在研究起始时未发生结局事件	①是（得 1 分 *）。②否
组间可比性	设计和统计分析时考虑暴露组和未暴露组的可比性	①研究控制了年龄、性别、婚姻状态等变量，基线资料可比（得 1 分 *）。②研究控制了任何其他混杂因素（详细列出）＿＿＿＿＿＿（得 1 分 *）。③设计和统计分析时未考虑暴露组和未暴露组的可比性，未控制混杂因素
结果测量	研究对于结果的评价是否充分	①盲法独立评价（得 1 分 *）。②基于记录资料评价（得 1 分 *）。③自我报告。④未描述。⑤其他
	结果发生后随访是否足够长	①是（得 1 分 *）。②否注明中位随访时间和上述评价的简要理由
	暴露组和非暴露组的随访是否充分	①对所有研究对象进行了完整的随访（得 1 分 *）。②有少量的研究对象失访（低于 20%），或失访比例不太可能引入偏倚（失访者和未失访者之间重要特征无差异）（得 1 分 *）。③随访率低于 80%，无失访描述。④未描述随访情况

注：* 为给分点。

3. CASP 清单

CASP 清单用于评价队列研究包括 12 个条目，其中前 2 条是筛选条目，后 10 条是细节条目；1～12 条均采用“是”“否”“不清楚”判定。评价队列研究质量的 CASP 清单见表 2–7。

表 2–7　评价队列研究质量的 CASP 清单

评价项目	提示	评价标准
1. 是否提出了清晰明确的研究问题	①研究人群。②研究的危险因素。③可能的有益或有害的效应。④结局指标	是□　否□　不清楚□
2. 研究对象的选择是否合适	聚焦于可能影响结果普遍性的选择偏倚：①是否可以代表欲研究的人群。②样本人群特别特征。③是否纳入了所有应纳入的研究对象	是□　否□　不清楚□

续表

评价项目	提示	评价标准
3. 是否准确地测量了暴露因素以减少偏倚	主要聚焦于测量或分类偏倚：①使用的是主观测量方法还是客观测量方法。②测量结果的真实性如何（是否被验证过）。③测量方式是否一致	是□　否□　不清楚□
4. 是否准确测量了结局以减少偏倚	主要聚焦于测量或分类偏倚：①使用的是主观还是客观的测量方法。②测量结果的真实性如何（是否被验证过）。③有无建立可靠的系统方法来检测所有的病例（测量疾病的发生）。④不同组的诊断方法是否相似。⑤是否对研究对象及结果评价者采取盲法	是□　否□　不清楚□
5（a）是否考虑所有重要的混杂因素	列出研究者忽略但您考虑的因素	是□　否□　不清楚□
5（b）在设计和（或）分析过程中是否考虑了控制混杂因素	在设计阶段限制人群选择。在分析阶段采用模型拟合、分层分析、回归分析或敏感性分析来纠正、控制、调整混杂因素	是□　否□　不清楚□
6（a）对研究对象的随访是否完整	①应有足够的随访时间以观察所有有利或不利的效应。②失访人群是否可能具有不同的结局。③在开放或动态队列中，对于失访和加入队列的研究对象有无特殊性	是□　否□　不清楚□
6（b）随访时间是否足够长		是□　否□　不清楚 □
7. 研究结果是什么	①基线的结果。②是否报道了暴露组和非暴露组的发生率或比例，以及率差或比值差。③暴露因素与结局的关联强度如何。④绝对危险度如何是多少	是□　否□　不清楚□
8. 研究结果的精确度如何	置信区间是多少	是□　否□　不清楚□
9. 结果是否可信	①无法忽略的大效应量。②有无偏倚、偶然性或混杂因素的影响。③研究的设计和方法是否有缺陷导致结果不可靠。④是否满足因果推断标准（时间先后顺序、剂量－反应关系、生物学合理性、多个研究结果的一致性）	是□　否□　不清楚□
10. 研究结果能否用于目标人群	①队列研究是否适合回答这个问题。②纳入研究的人群是否与目标人群相似。③研究环境是否和您要用于的环境相似。④能否量化对要应用人群的有益和有害影响	是□　否□　不清楚□
11. 研究结果与其他证据是否吻合	研究者需要考虑所有可得到的，来自随机对照试验、系统评价、队列研究及队列研究的一致性较好的证据，观察研究结果是否与其他证据吻合	是□　否□　不清楚 □
12. 这项研究对实践是否具有意义	①一项观察性研究很少能提供足够有力的证据来改变临床实践或健康政策决策。②对于有些问题，只能通过观察性研究提供证据。③当获得其他方面证据的支持时，观察性研究可以提供强有力的建议	是□　否□　不清楚 □

（二）病例对照研究文献的评价方法

病例对照研究（case-cortolled study）是以现在确诊的患有某种特定疾病的患者作为病例组，以不患有该病但具有可比性的个体作为对照组，通过询问、实验室检查或复查病史，搜集既往各种可能的危险因素的暴露史，比较病例组与对照组中各因素的暴露比有无差异，以探讨暴露因素与疾病之间的关联。病例对照研究通过回顾性“由果及因”的方法，探讨疾病的病因。在该类研究中，无法进行随机分组，与暴露因素有关的信息是通过回忆来获取的，因此容易产生偏倚。

1. JBI 的评价

JBI 病例对照研究文献的评价工具包含 10 个条目，见表 2–8。评价者需要对每个评价条目做出“是”“否”“不清楚”“不适用”的判断，并最终经过小组讨论，决定该研究是纳入或排除，还是需获取进一步的信息。

表 2–8 JBI 对病例对照研究文献的评价

评价项目	评价结果
1. 病例组与对照组除是否有该疾病的不同之处，其他因素是否具有可比性	是□ 否□ 不清楚□ 不适用□
2. 病例组与对照组的匹配是否恰当	是□ 否□ 不清楚□ 不适用□
3. 是否采用相同的标准招募病例组和对照组	是□ 否□ 不清楚□ 不适用□
4. 是否采用标准、有效、可信的方法测评暴露因素	是□ 否□ 不清楚□ 不适用□
5. 是否采用相同的方法测评病例组和对照组的暴露因素	是□ 否□ 不清楚□ 不适用□
6. 是否考虑了混杂因素	是□ 否□ 不清楚□ 不适用□
7. 是否采取措施控制了混杂因素	是□ 否□ 不清楚□ 不适用□
8. 是否采用标准、有效可信的方法测评结局指标	是□ 否□ 不清楚□ 不适用□
9. 暴露时间是否足够长	是□ 否□ 不清楚□ 不适用□
10. 资料分析方法是否恰当	是□ 否□ 不清楚□ 不适用□

2. NOS 的评价

病例对照研究，具体包括研究人群选择（selection）、可比性（comparability）、暴露（exposure）评价或结果（outcome）评价。NOS 对病例对照研究文献质量的评价采用了星级系统的半量化原则，满分为 9 颗星，见表 2–9。

表 2–9 NOS 对病例对照研究文献质量的评价

评价项目	提示	评价标准
研究对象选择	病例确定是否恰当	①是的，有独立的确定方法或人员（得 1 分 *）。②是的，如基于档案资料记录或自我报告。③未描述
	病例的代表性	①连续或有代表性的系列病例（得 1 分 *）。②有潜在选择偏倚或未描述病例
	对照的选择	①与病例同一人群的对照（得 1 分 *）。②与病例同一人群的住院人员为对照。③未描述
	对照的确定	①无研究终点的目标疾病史（得 1 分 *）。②未描述来源
组间可比性	设计和统计分析时考虑病例组和对照的可比性，以控制混杂因素	①研究控制了最重要的混杂因素（得 1 分 *）。②研究控制了任何其他的混杂因素（此条可以进行修改用于具体说明控制的第二重要因素）(得 1 分 *)

续表

评价项目	提示	评价标准
暴露因素的测量	暴露因素的确定	①明确的档案资料记录（得 1 分 *）。②采用结构式访谈且不知被访者是病例或对照（得 1 分 *）。③采用未实施盲法的访谈。④仅为书面自我报告或主诉记录。⑤未描述
	采用相同的方法确定病例组和对照组的暴露因素	①是（得 1 分 *）。②否
	无应答率	①病例组和对照组无应答率相同（得 1 分 *）。②描述了无应答者的情况。③病例组和对照组无应答率不同且未描述

注：* 为给分点。

3.CASP 的评价

CASP 对病例对照研究的评价包括 11 个条目，其中前 2 条是筛选条目，后 9 条是细节条目；1 ～ 11 条均用“是”“否”“不清楚”判定，见表 2–10。

表 2–10　CASP 对病例对照研究的评价

评价项目	提示	评价标准
1. 是否提出了清晰明确的研究问题	①研究人群。②研究是为了检测有益或有害的效应。③研究的危险因素	是□　否□　不清楚□
2. 回答研究问题的方法是否合适	①在该情况下，病例对照研究是否符合研究目的。②病例对照研究能否解决研究问题	是□　否□　不清楚□
3. 病例组的选择方法是否合适	聚焦于可能影响研究结果有效性的选择偏倚：①病例组的代表性（地区人口学代表性和时间代表性）。②有无建立系统可靠的方法来检测病例。③是研究发病率，还是研究患病率。④病例组有无特殊特征。⑤研究时间范围是否与疾病或暴露有关。⑥样本量是否充足。⑦是否计算把握度	是□　否□　不清楚□
4. 对照组的选择方法是否合适	聚焦于可能影响结果普遍性的选择偏倚：①对照组的代表性（地区人口学代表性和时间代表性）。②对照组有无特殊特征。③是否出现无应答率高的情况，不应答的人群是否具有不同特征。④使用匹配选择、人群来源还是随机选择。⑤样本量是否充足	是□　否□　不清楚□
5. 是否准确测量暴露因素以减少偏倚	聚焦于测量偏倚、回忆偏倚或分类偏倚：①暴露因素是否有明确的定义，测量方法是否准确。②研究者使用的是主观还是客观的测量方法。③测量方法的真实性如何（是否被验证过）。④病例组和对照组使用的测量方法是否相同。⑤在适合使用盲法的地方是否使用了盲法。⑥时间顺序是否正确（研究的暴露因素是否在结局前）	是□　否□　不清楚□
6（a）除了实验干预外，各组是否得到平等对待（考虑了哪些混杂因素）	列出作者忽略但您考虑到的因素，如：①基因的。②环境的。③社会经济的	是□　否□　不清楚□

续表

评价项目	提示	评价标准
6（b）在设计和（或）分析过程中，是否考虑了控制的潜在混杂因素	在设计阶段限制人群选择。在分析阶段采用模型拟合、分层分析、回归分析或敏感性分析来纠正、控制、调整混杂因素	是□ 否□ 不清楚□
7. 治疗效果有多好	①基线的结果是否一致。②分析方法是否合适。③暴露因素与结局的关联强度如何。④调整混杂因素后，疗效是否仍然存在	是□ 否□ 不清楚□
8. 治疗效果的评估是否精准	① P 值是多少。②置信区间是多少。③研究者是否考虑了所有重要的变量。④如何评估研究对象拒绝参与带来的影响	是□ 否□ 不清楚□
9. 结果是否可信	①无法忽略的大效应量。②有无偏倚、偶然性或混杂因素的影响。③研究的设计和方法是否有缺陷导致结果不可靠。④是否满足因果推断标准（时间先后顺序、剂量-反应关系、生物学合理性、多个研究结果的一致性）	是□ 否□ 不清楚□
10. 研究结果能否用于目标人群	①纳入研究的人群是否与目标人群相似。②研究环境是否和目标人群的环境相似。③能否量化对要用于的人群的有益或有害效应	是□ 否□ 不清楚□
11. 研究结果是否与其他证据吻合	观察研究结果是否与来自随机对照试验、系统评价、队列研究及病例对照研究的证据相吻合	是□ 否□ 不清楚□

三、横断面研究的评价方法

横断面研究（descriptive study）是按照事先设计的要求，在某一特定人群中，应用普查或抽样调查等方法，收集特定时间内某种疾病或健康状况及有关变量的资料，以描述该疾病或健康状况的分布及与疾病分布有关的因素。

JBI 对分析性横断面研究的真实性评价工具包含 8 个条目，见表 2-11。评价者需对每个条目做出“是”“否”“不清楚”“不适用”的判断，并经过小组讨论，决定该研究是纳入或排除，还是需获取进一步的信息。

表 2-11 JBI 对横断面研究的评价

评价项目	评价结果
1. 是否清晰界定了研究对象的纳入标准	是□ 否□ 不清楚□ 不适用□
2. 是否详细描述了研究对象及研究场所	是□ 否□ 不清楚□ 不适用□
3. 是否采用了有效、可信的方法测评暴露因素	是□ 否□ 不清楚□ 不适用□
4. 是否采用了客观、标准的方法测评健康问题	是□ 否□ 不清楚□ 不适用□
5. 是否明确了混杂因素	是□ 否□ 不清楚□ 不适用□
6. 是否采取措施控制了混杂因素	是□ 否□ 不清楚□ 不适用□
7. 结局指标的测量方法是否具有信度和效度	是□ 否□ 不清楚□ 不适用□
8. 资料分析方法是否恰当	是□ 否□ 不清楚□ 不适用□

四、系统评价文献的评价方法

系统评价（systematic review，SR）是针对一个特定的问题，系统全面地收集相关证据，用统一的科学评价标准，筛选出符合标准的文献，综合结果以得到可靠的结论。近年来，系统评价文献的数量明显增多，方法日趋复杂，但由于进行系统评价的人员水平参差不齐，有些系统评价出现方法学不够规范和严谨的问题。因此，阅读或应用系统评价的结论指导临床实践前，应对其方法和每个步骤进行严格评价，以确定系统评价的结论是否真实和可信。

评估系统评价方法学质量的工具（AMSTAR-2 量表），共有 16 个条目，主要涉及研究方法、文献筛选和偏倚风险等方面，评价选项分别为“是”“部分是”“否”（表 2-12）。

表 2-12 AMSTAR-2 量表

评价项目	评价结果
1. 研究问题和纳入标准是否包括“PICO”部分	是□ 部分是□ 否□
2. 是否在系统评价实施前确定了系统评价的研究方法。与研究方案不一致之处，是否进行了说明	是□ 部分是□ 否□
3. 系统评价者是否说明了纳入文献的研究类型	是□ 部分是□ 否□
4. 系统评价者的文献检索策略是否全面	是□ 部分是□ 否□
5. 系统评价者是否采取了双人重复筛选文献的方法	是□ 部分是□ 否□
6. 系统评价者是否采取了双人重复提取数据的方法	是□ 部分是□ 否□
7. 系统评价者是否提供了排除文献的清单并加以说明	是□ 部分是□ 否□
8. 系统评价者是否详细描述了纳入的研究	是□ 部分是□ 否□
9. 系统评价者是否使用了合适的工具来评估每项纳入研究的偏倚风险	是□ 部分是□ 否□
10. 系统评价者是否报告了各项纳入研究的资助来源	是□ 部分是□ 否□
11. 如果开展 Meta 分析，系统评价者是否使用了合适的统计学方法	是□ 部分是□ 否□
12. 如果开展 Meta 分析，系统评价者是否评估了每个研究的偏倚风险对 Meta 分析结果或其他证据综合结果的潜在影响	是□ 部分是□ 否□
13. 系统评价者在解释或讨论研究结果时，是否考虑了纳入研究的偏倚风险	是□ 部分是□ 否□
14. 系统评价者是否对研究结果的异质性给出了合理的解释和讨论	是□ 部分是□ 否□
15. 如果系统评价者对证据进行了定量合并，是否对发表偏倚（小样本研究偏倚）进行了充分调查，并讨论了其对结果可能产生的影响	是□ 部分是□ 否□
16. 系统评价者是否报告了任何潜在的利益冲突，包括所接受的任何用于进行系统评价的资助	是□ 部分是□ 否□

五、其他研究类型文献的评价方法

（一）案例报告的评价方法

案例报告（case reports）是对连续纳入的具有某种相同疾病、结局、某种相同暴露因素的患者进行回顾性分析。JBI 对案例报告文献的质量评价包含 10 个条目，见表

2–13。评价者需对每个条目做出“是”“否”“不清楚”“不适用”的判断，并经过小组讨论决定该研究是纳入或排除，还是需获取进一步的信息（表2–13）。

表 2–13　JBI 对案例报告文献的质量评价

评价项目	评价结果
1. 是否清晰界定了案例的纳入标准	是□　否□　不清楚□　不适用□
2. 是否采用标准、可信的方法测量案例报告中所有研究对象的疾病状况	是□　否□　不清楚□　不适用□
3. 是否采用有效的方法确定案例报告中所有研究对象的疾病状况	是□　否□　不清楚□　不适用□
4. 案例报告是不是连续纳入的	是□　否□　不清楚□　不适用□
5. 案例报告是不是完整纳入的	是□　否□　不清楚□　不适用□
6. 是否清晰报告了研究对象的人口学资料	是□　否□　不清楚□　不适用□
7. 是否清晰报告了研究对象的临床资料	是□　否□　不清楚□　不适用□
8. 是否清晰报告了案例的结局或随访结果	是□　否□　不清楚□　不适用□
9. 是否清晰报告了场所或临床情境的相关信息	是□　否□　不清楚□　不适用□
10. 资料分析方法是否恰当	是□　否□　不清楚□　不适用□

（二）专家意见和专家共识类文献真实性的评价方法

JBI可对专家意见和专家共识类文献的真实性进行评价，包含6个条目，见表2–14。评价者需对每个条目做出“是”“否”“不清楚”“不适用”的判断，并经过小组讨论决定该研究是纳入或排除，还是需获取进一步的信息（表2–14）。

表 2–14　JBI 对专家意见和专家共识类文章的真实性评价

评价项目	评价结果
1. 是否明确标注了观点的来源	是□　否□　不清楚□　不适用□
2. 观点是否来源于该领域有影响力的专家	是□　否□　不清楚□　不适用□
3. 提出的观点是否以研究相关的人群利益为中心	是□　否□　不清楚□　不适用□
4. 陈述的观点是不是基于分析的结果，观点的表达是否具有逻辑性	是□　否□　不清楚□　不适用□
5. 是否参考了现有的其他文献	是□　否□　不清楚□　不适用□
6. 提出的观点是否与以往文献有不一致的地方	是□　否□　不清楚□　不适用□

（三）类实验性研究的评价方法

类实验性研究（quasi–experimental study），又称准实验性研究。类实验性研究和随机对照试验的区别在于未按照随机原则进行分组或未设立对照组，或两个条件都不具备，但一定有对研究对象的干预措施。虽然类实验性研究对因果关系的论述强度较弱，相比RCT可信度低，但也能从一定程度上说明干预措施与结局指标之间的因果关系。

JBI对类实验性研究文献的质量评价包括10个条目，见表2–15。评价者需对每个评价项目做出“是”“否”“不清楚”“不适用”的判断，并经过小组讨论决定该研究是纳入或排除，还是需获取进一步的信息（表 2–15）。

表 2–15 JBI 对类实验性研究文献的质量评价

评价项目	评价结果
1. 研究目的是否明确，立题依据是否充分	是□ 否□ 不清楚□ 不适用□
2. 是否清晰描述了样本的入选过程、分组过程、入选标准和排除标准	是□ 否□ 不清楚□ 不适用□
3. 是否对研究对象和结果测评者实施了盲法	是□ 否□ 不清楚□ 不适用□
4. 试验组和对照组再基线时是否具有可比性	是□ 否□ 不清楚□ 不适用□
5. 是否描述样本流失情况，流失的样本是否也纳入分析	是□ 否□ 不清楚□ 不适用□
6. 是否采用相同的方式对各组研究对象的结局指标进行测评	是□ 否□ 不清楚□ 不适用□
7. 除了要验证的干预措施外，试验组和对照组接受的其他措施是否相同	是□ 否□ 不清楚□ 不适用□
8. 是否描述了用于评估不良反应的方法	是□ 否□ 不清楚□ 不适用□
9. 结局指标的设立是否恰当，测评方法是否可信	是□ 否□ 不清楚□ 不适用□
10. 资料分析方法是否恰当	是□ 否□ 不清楚□ 不适用□

（四）质性研究的评价方法

质性研究（qualitative research），又称定性研究，是研究人员根据深入访谈、参与式观察、查询档案或记录获得研究对象的主观资料，通过分析、归类、提炼，找出某些共同特性和内涵，用文字阐述研究结果。质性研究常用方法包括现象学研究法及扎根理论研究法等。对质性研究进行真实性评价时，重点关注以下几个方面：①该研究所用的哲学观、研究的方法学、具体的研究方法，以及对不同结果阐释的一致性。②研究人员所致偏倚的程度。③研究对象报告的原始材料与资料分析所得结论的关系。

JBI 对质性研究的质量评价包括 10 个条目，见表 2–16。

表 2–16 JBI 对质性研究的质量评价

评价项目	评价结果
1. 哲学基础与方法学是否一致	是□ 否□ 不清楚□ 不适用□
2. 方法学与研究问题或研究目标是否一致	是□ 否□ 不清楚□ 不适用□
3. 方法学与资料收集方法是否一致	是□ 否□ 不清楚□ 不适用□
4. 方法学与资料的代表性、典型性、资料分析方法是否一致	是□ 否□ 不清楚□ 不适用□
5. 方法学与结果是否一致	是□ 否□ 不清楚□ 不适用□
6. 是否从文化背景、价值观的角度说明了研究人员自身的状况	是□ 否□ 不清楚□ 不适用□
7. 是否阐述了研究人员对研究的影响，或研究对研究人员的影响	是□ 否□ 不清楚□ 不适用□
8. 研究对象及其观点是否具有典型性，是否充分代表了研究对象及其观点	是□ 否□ 不清楚□ 不适用□
9. 研究是否通过伦理委员会的批准	是□ 否□ 不清楚□ 不适用□
10. 结论的得出是否源于对资料的分析和阐释	是□ 否□ 不清楚□ 不适用□

第四节 循证护理证据分级

循证护理证据分级（hierarchy of evidence）是评估护理实践中所用证据质量的一种体系。循证护理证据通常根据研究类型、设计、质量及能否提供强有力的因果证据来进行分级。不同级别的证据，反映了研究结果的可靠性和适用性。循证护理证据分级体系为护理人员提供了评估和使用护理实践中所用证据的指导框架。通过了解不同级别的证据及其可靠性，护理人员可以更加科学、合理地制订护理计划，提高护理质量。

一、证据的原始研究

在开展临床科研活动时，合理选择科学正确的设计方案是决定活动成功与否的关键。护理人员须学习和掌握常用的临床科研方法，选择恰当的研究设计方案，了解临床中各种常用科研设计方案的原理、特点、优缺点及适用范围，对确保我们能够高质量地完成临床科研工作具有重要意义。

（一）随机对照试验

1. 概述

随机对照试验（RCT）不仅是临床医学研究的重要方法，也是评判临床研究质量的“金标准”，代表着近几十年临床研究的重要进步。在临床科研方法的历史演进中，曾采用多种对照性研究，如历史对照、非随机对照等。然而，这些研究受限于研究对象病情的多样性，诊治条件和标准的不统一，分配、分析及衡量方法的不一致等因素，难以避免多种偏倚的干扰，从而导致结论的偏差。RCT 的核心价值在于其能够最大限度地避免和消除已知或未知的各类偏差因素的影响。RCT 得出的研究结论具有较高的真实性，能够为临床实践提供有益、可信的防治措施。

2. 试验设计

（1）设计模式　按事先规定的诊断标准（入选标准、排除标准等），选择合格的研究对象，将研究对象按照随机化的方法分为试验组（干预组）和对照组，然后分别给予两组不同的处理措施。在一致的条件和环境下，同步观察试验效应，并用客观的标准对试验结果进行衡量和评价，比较两组疗效的差异。随机对照试验的设计模式见图 2–1。

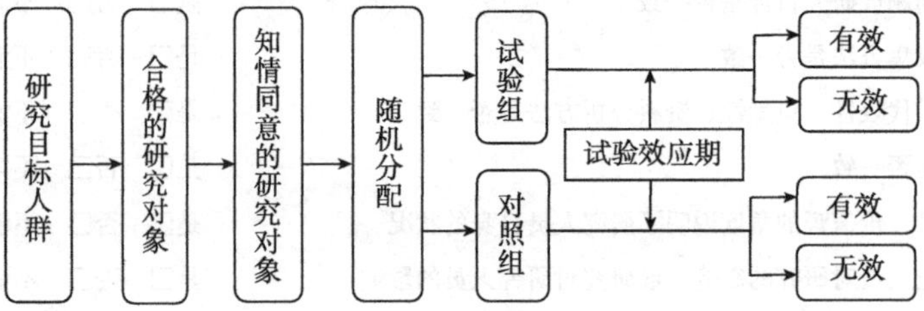

图 2–1　随机对照试验的设计模式

（2）主要内容和步骤

1）确立研究对象：临床试验选择的研究对象，根据不同的研究目的而有所不同。研究对象的选择：①某种药物或疗法的疗效评价，研究对象应是患有某种疾病的患者。②疫苗的效果评价，研究对象应是易感的健康人群。③验证病因，研究对象应是动物（施加病因因素）或高危人群（去除高危因素）。

2）确定样本含量：首先要明确试验是优劣性试验，还是等效性试验。优劣性试验的目的是要验证试验干预效果与对照干预效果之间是否存在差异。等效性试验的目的是验证试验干预与对照干预效果相当，即差异不显著，通常见于不同的有效治疗，如抗生素之间的比较，也用于比较同一种药物的不同剂型、不同给药途径的疗效。试验的疗效指标一般可分为计数指标（死亡/存活）或计量指标（血压），公式也不一样。

以疗效指标为计数指标的优劣性试验为例，总结样本量的计算，其余试验的计算方式都可以在相关文献中找到。

RCT 的样本量计算，可以参考队列研究的样本量，公式如下：

$$N=\frac{1}{2}\times\left(\frac{Z_{\frac{\alpha}{2}}+Z_{\beta}}{\arcsin\sqrt{P}-\arcsin\sqrt{P_0}}\right)^2$$

上述公式为统计优势设计，针对临床优势设计给出公式：

$$N=2\times\left(\frac{Z_{1-\alpha}+Z_{1-\beta}}{d-\delta_0}\right)^2\times P\times(1-P)$$

式中：N为各组样本量；P为标准治疗组的反应率或疗效；Z_α为双侧检验的正态标准差；Z_β为单侧检验的正态标准差；d为两组疗效的真实差值，一般是预实验的试验组和对照组疗效的差值，如果不是预实验，可以综合类似研究文献报告的值确定一个差值。

还可以参考以下公式：

$$n=\frac{(U_\alpha+U_\beta)^2 2P(1-P)}{(P_1-P_0)^2}$$

式中：U_α、U_β为α、β所对应的U值，当α为0.05，β为0.1时，由正态分布分位数表得到U_α（0.05）=1.95，U_β（0.1）=1.28；P_1和P_0分别代表原有的疗效和预计可达到的疗效。

3）随机化分组：可使每一个研究对象有完全均等的机会分配到试验组或对照组，可使除研究因素以外的其他非研究因素在两组间均衡，增强两组的可比性，以避免各种偏倚的产生。

4）盲法设计：目的是避免来自受试者及研究人员任何一方产生的观察偏倚。

5）观察内容：①干预措施，设计要清晰明确。例如，试验药物的剂型、用量、用法、疗程等。在盲法试验中，对照组使用的药物或安慰剂，应与试验药物在剂型、外观、剂量、用法及疗程保持一致。在试验中如果受试对象出现了药物的不良反应，应决定是否减小剂量或停药。②观测指标，应尽量选用计量指标，与终点指标一致，要明确无误（痊愈、死亡、病残、有效、无效等）。为避免测量性偏倚，两组在诊断标准方面要一致，对两组的访视应同样重视，在询问患者症状及实验室检查等方面要同等对待。③观察期限，可以根据试验干预措施的效能和被研究疾病的性质，以及试验治疗可预测的效果，规定试验的观察期限。通常观察期限不宜过长或过短，过长可能会造成人力和物力的浪费，而且受非研究因素干扰的概率有增大的风险；过短可能对有价值的试验治疗得到假阴性的结论。但是，也不能忽视对于某些慢性病的远期疗效的观察和评价。总之，要依据具体病种和具体治疗试验的情况而定。

6）依从性：是指一个人和健康服务提供方达成一致，根据服务方推荐的方法去服药、遵从某种饮食要求，以及遵从生活方式的改变。这涵盖了个人对健康建议和治疗计划的全面遵从。为保证获得良好的试验效果及达到研究目的，试验设计中要采取必要的措施，确保研究中的参与人员和被研究对象具有对试验措施良好的依从性。

（3）*统计学方法*　在 RCT 设计中，往往根据研究目的、观察指标及有关的影响因素，选择相应的统计学方法。

1）资料的收集和整理：按研究设计规定的项目如实完成而不能有任何遗漏，更不能任意取舍。真实的资料是统计学分析的基础，更决定了研究结果的真实性。

2）计数资料：是指将观察对象按照两种属性进行分类的数据，如生存与死亡、治愈与未治愈、有效与无效等。在 RCT 中，对于计数资料的比较分析，通常的做法是将其转化为率（某种情况出现的频率）。这样可以更直观地比较不同组之间的差异。只有当两组数据进行率的比较时，可以将资料整理成四格表的形式，即一个 2×2 的表格，其中包含四种情况：组 A 的生存 / 治愈 / 有效数、组 A 的死亡 / 未治愈 / 无效数、组 B 的生存 / 治愈 / 有效数、组 B 的死亡 / 未治愈 / 无效数。对于这种四格表数据，可以采用四格表 χ^2 检验或四格表 χ^2 检验的校正公式来比较两组间的率是否有显著差异。当有多组数据进行率的比较时，需要采用行 × 列表资料 χ^2 检验。这种检验方法只能得出总的结论，即判断多个组之间是否存在显著差异。如果得出的结论是有差异的，那么只能说明在多个组中至少有两个组之间存在显著差异，但无法确定具体是哪两个组之间有差异。为了进一步分析每组间的差别，需要将行 × 列表进行分割，使之成为非独立的四格表，然后，对每个非独立的四格表进行两两比较的 χ^2 检验，以确定具体哪两组之间存在显著差异。在 RCT 中，当进行多个率的比较时，仅满足于总体有差异的结论是不够的。研究者通常需要知道两两之间到底有无差异，以便更深入地了解各组之间的差异情况。因此，在进行多个率的比较时，除进行行 × 列表资料 χ^2 检验外，还需要进行两两比较的 χ^2 检验，以得出更详细的分析结果。

3）计量资料：是指对某一个研究对象用定量的方法测定某项指标所得到的资料，一般有计量单位。在 RCT 中，对两组间计量资料的比较，常用两组间均数比较 t 检验；多组间均数比较常用方差分析及 Q 检验。当然，如果资料不呈正态分布或方差不齐时，也可用秩和检验等非参数检验法。

4）等级资料：是指研究对象按多种属性（至少三种）分类，彼此之间互相排斥，如血型（A型、AB型、B型、O型），或彼此间有一定的等级关系，如疗效观察可分为治愈、显效、好转、无效等，某些临床检验的结果分为 -、+、++、+++、++++ 等。在RCT中，等级资料的分析可采用非参数统计检验方法、秩和检验。

5）疗效的发生与某种因素有关：如疗效与药物的剂量、疗效与疗程的长短、疗效与患者年龄的大小等有关，这种情况在做数据分析时，可采用线性相关分析。

6）疗效与多种因素有关：如患者的病情、病程、用药剂量、疗程、有无并发症等，可进行多因素分析。

3. 适用范围

（1）RCT在临床治疗性或预防性的研究中应用如下。

1）探讨某一新药或新的治疗措施是否优于传统的治疗措施，能否提高对疾病治疗和预防的效果，从而为正确选择治疗方案决策提供科学依据。应用的前提是目前不能肯定新疗法一定比旧疗法好，治疗组的患者接受新疗法，对照组的患者接受传统疗法。例如，对新的抗高血压药（钙通道阻滞剂或转换酶抑制剂）与旧的抗高血压药（利尿剂或β-阻滞剂）长期抗高血压治疗效果进行比较的临床试验。

2）探讨某一新药或新的治疗措施与安慰剂对照组的比较，用于暂时不予治疗且不影响预后的疾病。

3）根据目前的信息，虽然现有的小样本RCT提示，某种疗法对某种疾病可能有益，但还不能肯定这种疗法确实有效，这就需要进行大样本的RCT。

不适于RCT的临床研究：①创伤较大的外科手术不适于进行RCT。②有些疗法虽未经RCT证实，但长期的临床实践已肯定其疗效，无须再进行RCT验证其疗效，如阑尾炎行手术治疗等。③某些罕见病无法进行RCT，因为病例来源有限，不能积累足够数量的患者。④致死性急性疾病也不宜做RCT。

（2）RCT在疾病的预防和群体干预性研究的应用。从方法学角度来看，RCT是前瞻性研究的一个特例，是群体研究方法中的一种科学性很强的试验性研究。

（3）在特定的条件下，随机对照试验用于病因学因果关系研究应用的前提是拟研究可能的致病因素，对人体尚无确切的危险性证据，但它又不能排除与疾病的发生有关。如果从实验中证明了某一因素对人体有害，就不能允许将该因素做人体致病效应的RCT。

（二）队列研究

1. 概述

队列研究是一种前瞻性研究设计，其论证强度较高，具有假设性但无干预性。该研究设计是将研究对象按照是否暴露于某特定因素，分为暴露组和非暴露组（对照组）。通过长时间的随访观察，追踪两组的发病或死亡结局，并比较两组之间结局的差异，从而研究该疾病与暴露因素之间的关系。

队列研究具有以下特点：①研究是在疾病发生前开始的，需经过一段时间随访观察后，才能获得发病的病例。②研究对象按是否暴露于某因素来分组。③随访过程中，研究人员可通过调查和记录，获得人群的暴露与疾病发生的动态情况。④从因果关系来看，这是一种先有原因存在，再去追寻相应疾病结果是否发生，即由因找果的研究。

2. 队列研究的种类

（1）前瞻性队列研究（prospective cohort study） 是指研究开始时暴露因素已经存在，但疾病尚未发生，研究的结局要向前随访一段时间才能得到，这种设计模式被称为前瞻性队列研究，也称同时性或即时性队列研究。

前瞻性队列研究最大的优点在于不论是暴露资料，还是结局资料，研究人员都可以亲自监督并获得第一手资料，因此这种研究偏倚比较小，而且可根据在随访期间暴露的变动情况，选用适当的检测方法和观察指标。这种研究设计类似于干预试验，在因果关系推断上作用较大。但前瞻性队列研究往往规模较大，需要观察大量人群并长期随访才能获得相对稳定的发病率，因此，该法的研究费用比较高昂。前瞻性队列研究设计模式示意图如下所示（图 2–2）。

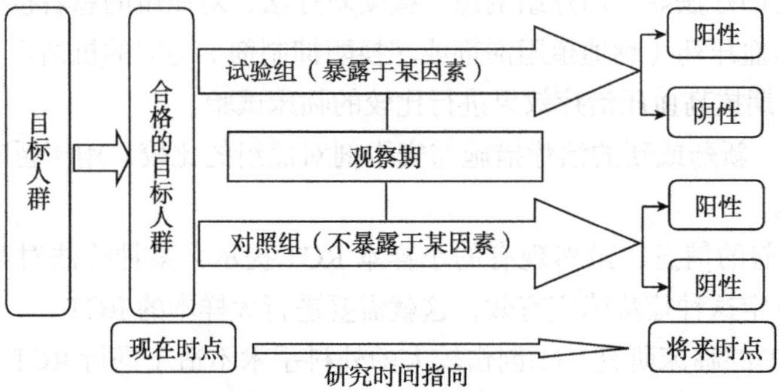

图 2–2　前瞻性队列研究设计模式示意图

（2）双向性队列研究（ambispective cohort study） 也称混合性队列研究，即在回顾性队列研究之后，继续进行一段时间的前瞻性队列研究。该方法在实际工作中常被应用，适用范围也比较广。

3. 设计要点

（1）筛检研究对象与收集基线资料：①研究对象的筛检。②记录研究对象的有关情况。③详细调查暴露因素的数量与暴露方式。

（2）在随访内容与间隔的时间队列研究中，对其成员的随访需主要收集以下几个方面的资料：①研究结局或观察终点，要逐一分析研究对象是否发生了研究结局。如果诊断不明，则需进一步确诊。②暴露因素测量，研究对象是否暴露于某一因素，其程度如何。随访期间暴露因素的暴露情况有无变化。③研究对象的其他有关因素，包括某些混杂因素的有无及其变化情况等。

4. 偏倚及其控制

队列研究由于其方法本身具有的特点，使得产生的偏倚可能性要比回顾性研究小一些。一般常见的队列研究中的偏倚主要有以下几种。

（1）失访偏倚　是队列研究中常见的一种信息偏倚，也是队列研究重要、不易控制的偏倚。

（2）信息偏倚 又称观察偏倚，是指在收集资料阶段由于观察和测量方法上有缺陷，使病例组和对照组获得不同的信息而产生系统误差。信息偏倚主要有回忆偏倚和调查偏倚。

（3）混杂偏倚 是指所研究的因素与结果的联系被其他外部因素混淆，这个外部因素被称为混杂变量，它是疾病的一个危险因子，又与研究的因素有联系，它在暴露组与对照组的分布是不均衡的。在流行病学研究中，性别、年龄是常见的混杂因素。

（三）病例对照研究

病例对照研究是一种特殊的研究方法，它以现有确诊患有某特定疾病的患者作为病例组，以不患有该疾病的人作为对照组。该研究的目的是探讨可能的病因，即从某种要研究的疾病角度出发，去追溯其发病的潜在原因。

在病例对照研究中，研究人员会收集两组调查对象既往某个或某些危险因素的暴露情况，并比较两组之间各因素的暴露比例是否存在差异。这种研究在时间上是回顾性的，因此也被称为回顾性研究或历史前瞻性研究。它的特点在于，研究时不需要等待疾病的新发案例，而是根据已掌握的历史资料来确定研究对象并进行分组。暴露和结局资料可以在短时间内收集完成，并且可以同时进行。尽管病例对照研究在时间上具有回顾性，但从研究的性质上来说，它仍然是一种由原因推断结果的研究。因此，它仍然可以被归类为前瞻性研究的一种特殊形式，即基于历史资料的前瞻性分析。此处的“前瞻性”并非指研究本身具有预测未来的能力，而是指研究者在研究设计时，已经明确了要探讨的病因（暴露因素）和疾病结果之间的关系，并试图通过回顾性资料来验证这种关系，见图 2–3。

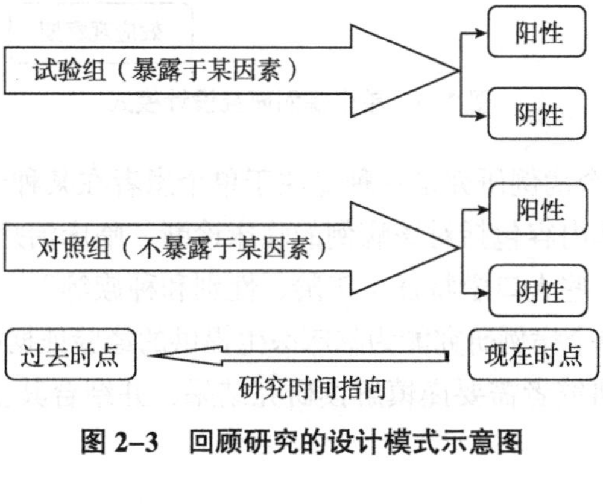

图 2–3 回顾研究的设计模式示意图

（四）无对照的病例观察性研究

无对照的病例观察性研究是一种特殊的临床研究，它专注于对一个研究个体或者一组研究群体的详细临床资料或病史记录进行分析。这种研究没有设置对照组，而是直接对病例组进行观察和分析。其主要目的是探讨观察效应（疾病的发生、发展或转归）与特定环境暴露因素之间可能存在的关联或因果关系。通过深入分析病例组的临床资料或病史记录，揭示环境暴露因素对观察效应的具体影响。

1. 设计模式与设计要点

无对照的临床研究常见两种类型：病例系列研究和单个病例研究。

（1）病例系列研究（case series）

1）设计模式病例系列：研究设计是观察性研究，设计模式见图 2–4。

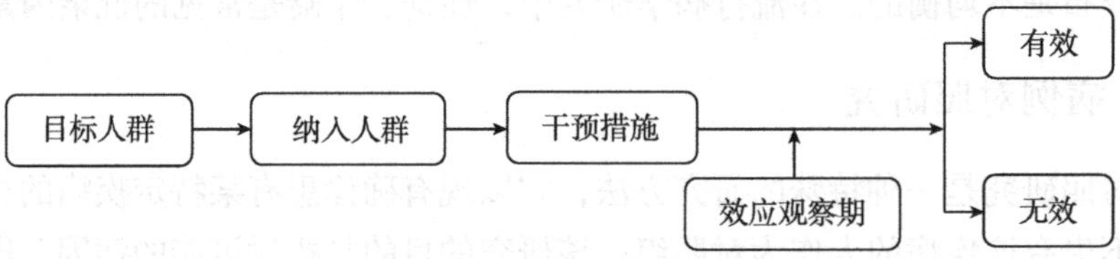

图 2–4　病例系列研究模式

2）设计要点：①仅对接受相同干预措施下的一组患者的临床表现、临床治疗及疗效情况等进行描述和评价。②没有设立对照组。③分析结局与干预措施的关系，提供的证据只能为经验性证据，不能下因果联系的最终结论。

（2）单个病例研究（case reports）

1）设计模式：单个病例研究设计也属于观察性研究，设计模式见图 2–5。其目的是通过探讨单个研究个体的详细临床资料或病史记录，进行观察、分析干预措施与结果之间的关系。

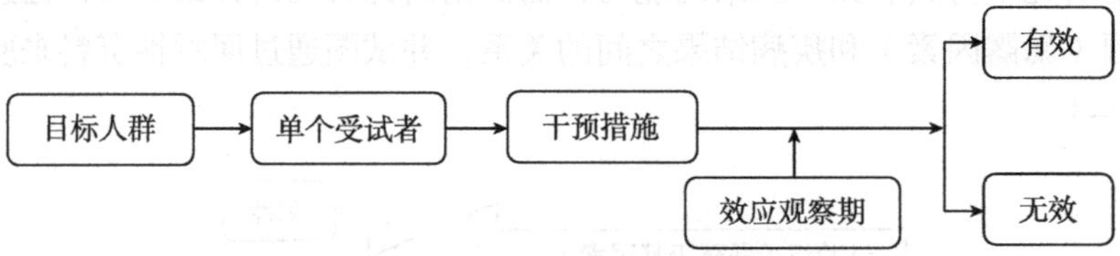

图 2–5　单个病例研究设计模式

2）设计要点：单个病例研究是一种专注于单个患者在某种干预下的结果描述和评价的研究方法。其具体内容包括对该病例的临床诊断、临床治疗、预后和随访等情况，同时也包括该病例的一些人口学特征（年龄、性别和种族等）。由于每个个体之间存在较大的生物学变异，单个病例研究能为临床医生提供的经验证据相对有限。因此，在进行单个病例研究时，研究者需要谨慎解读研究结果，并结合其他相关证据来做出临床决策。

2. 应用范围

（1）适用于新发病、罕见病、特殊病或者研究周期较长疾病的危险因素、预后、疾病演变（自然史）等问题的研究。

（2）适用于疾病预后清楚、患者有明显的选择倾向、无其他可用的或可接受的治疗方案。

（3）适用于被其他研究设计排除在外的特殊人群。

（4）特殊新药、新疗法的疗效及药物不良反应的监测等情况。

（5）评价研究结果的临床价值及为进一步研究提供有价值的线索。

（五）动物实验研究

动物实验是根据研究目的，恰当地选用标准且符合实验要求的实验动物，在合理设计的条件下，进行各种科学实验，观察、记录动物的反应过程和反应结果，以探讨或检验未知因素对生命活动的作用和影响的医学实验。

二、证据的二次研究

（一）系统评价

1. 概述

系统评价是一种科学的研究方法，其核心在于全面、系统地收集和评估某一特定领域或问题范围内的所有相关研究成果。对纳入的研究进行逐个严格评价，确保每项研究的科学性和可靠性，联合所有纳入的研究结果进行综合分析和评价，以形成对该领域或问题的全面认识。必要时，对结果进行 Meta 分析，得出综合结论（有效、无效、应进一步研究），以提供偏倚少、接近真实的科学证据。

2. 主要步骤

（1）提出问题。

（2）检索并选择研究。

（3）对纳入的研究进行评价。

（4）收集提取资料。

（5）分析并形成结果（Meta 分析）。

（6）结果的解析。

（7）系统综述的修正和更新。

3. 处理方法

（1）研究间异质性过大、研究类型过于多样等，可以采用定性分析方法。

（2）对纳入的研究进行分类、归纳和总结，描述不同研究的结果、特点和趋势，找出共性和差异，通过文字叙述的方式来综合评价证据。

4. 优点

（1）对同一课题进行综合全面的证据整合。

（2）通过严格的文献检索策略和筛选标准来减少选择偏倚。

（3）系统评价为临床实践指南的制定提供了关键依据。

（4）促进学术交流，帮助临床工作者更好地明确行业研究进展。

（二）Meta 分析

1. 概述

Meta 分析是对具备特定条件、共同课题的诸多研究结果进行综合分析的一类统计方法。广义的 Meta 分析是指一个科学的临床研究活动，全面收集所有相关研究成果并逐个进行严格评价和分析，再用定量合成的方法对资料进行统计学处理得出综合结论的过程。狭义的 Meta 分析是指一种单纯的定量合成的统计学方法，即如何运用数学和统计工具来综合多个研究结果，从而得出一个综合的结论。

2. 主要步骤

（1）简洁明确地提出需要解决的问题。

（2）制定检索策略，全面广泛地收集 RCT 结果。

（3）确定纳入标准和排除标准，剔除不符合要求的文献。

（4）资料的选择和提取，包括原文的结果数据、图表等。

（5）各试验的质量评估和特征描述。

（6）统计学分析和处理。

（7）结果解释、结论及评价。

（8）维护和更新资料。

3. 处理方法

（1）异质性检验，也称齐性检验，即通过常用的 Q 检验 H 值等进行验证。

（2）统计合并效应量，进行统计推断。

（3）用森林图的形式表示单个试验的结果和合并后的结果。

（4）敏感性分析。

（5）通过 Egger's 法、Begg's 法、“失安全数”的计算及“倒漏斗图”了解潜在的发表偏倚。

4. 优点

（1）对同一课题的多项研究结果的一致性进行评价。

（2）对同一课题的多项研究结果做系统性评价和总结。

（3）提出新的研究问题，为进一步研究指明方向。

（4）当受限于某些条件时，如时间或研究对象的限制，可选择 Meta 分析。

（5）对现阶段某课题的研究设计进行评价。

（6）发现某些单个研究未阐明的问题

三、循证医学领域常用的证据分级系统

（一）证据分级系统的发展历史

20 世纪 60 年代，证据分级的概念由美国两位社会学家坎贝尔和斯坦利首次提出，这一创新性的理念为后续多个组织和机构构建不同的证据分级体系及推荐意见奠定了基础。证据分级系统的发展历程大致可以分为以下三个阶段。

1. 第一阶段：初步探索与奠基

1979 年，加拿大预防保健工作组成员率先迈出了关键一步，他们根据研究设计将证据强度划分为Ⅴ级 4 等，并对 78 种体检项目的证据进行了分级。这一举措不仅极大便利了体检医生的工作，还显著提升了决策的科学性，为日后分级标准的建立奠定了坚实的基础。

2. 第二阶段：逐步成熟与拓展

1992 年，美国卫生保健政策研究所制定的临床实践指南中，首次将 Meta 分析和单个随机对照试验共同视为一级证据，强调了多项 RCT 的 Meta 分析作为最高级别证据的地位。此后，多个国家和地区的专家纷纷制定了各自的证据分级和推荐标准，从关注研究设计类型转向重视研究质量、证据的内部和外部真实性。但证据分级多局限于疾病治疗领域。

2001 年 5 月，牛津大学循证医学中心发布了新的证据分级标准，涵盖了预防、病因、诊断、治疗、预后、危害及经济学分析 7 个领域。根据研究设计、研究结果评价和临床适用性等方面对证据进行分级。这一体系因其分级详细、针对性强、较客观且不同评价者对证据分级的一致性高，成为循证医学教学和循证医学临床实践中公认的经典标准。但该分级体系过于复杂和深奥，初学者不易掌握。另外，该分级体系直接把证据分级简单转化为推荐强度，没有权衡利弊及结果的重要性，没有根据“证据体系”做出单一推荐强度。

2009 年 3 月，杰瑞米·豪维克对证据分级标准进行了更新，增加了症状现况研究及鉴别诊断的证据分级，并修改了证据推荐强度。

3. 第三阶段：统一标准与简化应用

2000 年，多个国家和国际组织的 67 名专家共同成立了推荐分级的评估、制定与评价工作组，并于 2004 年正式发布了国际统一的证据质量分级和推荐强度标准，标志着证据分级系统在全球范围内实现了统一化和标准化。

2001 年，纽约州立大学医学中心提出了证据金字塔的概念，首次将动物研究和体外研究纳入证据分级系统，进一步拓展了证据的范畴。其具有简洁、直观的优点。

（二）各国的证据分级系统

1. 美国的证据分级系统

（1）美国预防医学工作组的分级方法，可以用于评价治疗或筛查的证据质量。

Ⅰ级证据：从至少一个设计良好的 RCT 中获得的证据。

Ⅱ-1 级证据：从设计良好的非 RCT 中获得的证据。

Ⅱ-2 级证据：从设计良好的队列研究或病例对照研究（最好是多中心研究）的证据。

Ⅱ-3 级证据：从多个带有或不带有干预的时间序列研究中得出的证据。

Ⅲ级证据：来自临床经验、描述性研究或专家委员会报告的权威意见。

（2）美国预防医学工作组的推荐评价标准，在相关临床指南和著作中被广泛采用。这一标准通过衡量医疗行为的风险和获益，以及该操作基于何种证据等级来对医患沟通做出指导。

A 级推荐：良好的科学证据，提示该医疗行为带来的获益实质性地压倒其潜在的风险。临床医生应当对适用的患者讨论该医疗行为。

B 级推荐：至少是尚可的证据，提示该医疗行为带来的获益超过其潜在的风险。临床医生应对适用的患者讨论该医疗行为。

C 级推荐：至少是尚可的科学证据，提示该医疗行为能提供益处，但获益与风险十分接近，无法进行一般性推荐。临床医生不需要提供此医疗行为，除非存在某些个体性考虑。

D 级推荐：至少是尚可的科学证据，提示该医疗行为的潜在风险超过潜在获益。临床医生不应该向无症状的患者常规实施该医疗行为。

I 级推荐（或称为“不确定推荐”）：该医疗行为缺少科学证据，或证据质量低下，或相互冲突，如风险与获益无法衡量和评估。临床医生应当帮助患者理解该医疗行为存在的不确定性。

美国预防医学工作组的推荐评价标准为医务人员和患者提供了在医疗决策过程中的重要参考依据。通过综合考虑医疗行为的风险与获益，以及所依据的证据等级，医务人员和患者可以更加明智地做出医疗决策。

2. 英国的证据分级系统

（1）英国的医疗保健服务部使用另外一套以字母标识的证据分级体系。上述的美国证据分级系统仅适用于治疗领域的系统评价，而在评价诊断准确性、疾病自然史和预后等方面需要多种研究提供证据。为此，牛津大学循证医学中心专家提出了另一个证据评价系统，可用于预防、诊断、预后、治疗和危害研究等领域的研究评价。

A 级证据：具有一致性、在不同群体中得到验证的随机对照临床研究、队列研究、全或无结论式研究、临床决策规则。

B 级证据：具有一致性的回顾性队列研究、前瞻性队列研究、生态性研究、结果研究、病例对照研究，或是 A 级证据外得出的结论。

C 级证据：病例序列研究或 B 级证据外得出的结论。

D 级证据：没有关键性评价的专家意见，或是基于基础医学研究得出的证据。

（2）牛津大学循证医学中心专家制定的证据分级系统，为临床研究和决策提供了重要的参考依据。该系统基于研究设计和方法学质量，将证据分为不同的等级，从而帮助临床医生和决策者判断哪些研究更有可能提供有效和可靠的信息。牛津大学循证医学中心关于文献类型的五级标准见表 2–17。英国牛津大学循证医学中心证据分级和推荐标准见表 2–18。

表 2-17　牛津大学循证医学中心关于文献类型的五级标准

证据力	证据等级	描述
证据力强、设计严谨、偏差少	1a	随机对照系统评价
	1b	随机对照
	1c	全或无病案研究
并非所有临床问题都能找到最高等级的文献，但应尽可能使用等级高的证据来源	2a	队列研究的系统评价
	2b	队列研究或较差随机对照研究
	2c	结果研究、生态学研究
	3a	病例对照研究的系统评价
	3b	病例对照研究
证据力弱、设计薄弱、偏差多	4	单个病例系列研究
	5	未经明确讨论或基于生理学、实验室研究或“第一原则”的专家意见

表 2-18　英国牛津大学循证医学中心证据分级和推荐标准

推荐意见等级	证据等级	描述
A	1a	基于随机对照试验的系统评价（有同质性）
	1b	单个 RCT 研究
	1c	全或无证据
B	2a	基于队列研究的系统评价（有同质性）
	2b	单个队列研究
	3a	基于病例对照研究的系统评价（有同质性）
	3b	单个病例对照研究
C	4	病例报道（低质量队列研究）
D	5	专家意见或评论

3. 美国的评估、发展和评价分级（grading of recommendations assessment，development and evaluation，GRADE）系统

GRADE 是当前证据质量和推荐强度分级的标准之一，是医疗保健中证据和建议判断的标准。GRADE 系统明确界定了证据质量和推荐强度，适用于制作系统评价、卫生技术评价，其考虑了研究的局限性（偏倚风险）、不一致性、间接性、不精确性和发表偏倚等因素，有助于提高临床决策的科学性和合理性。

GRADE 系统将证据质量分为四个级别。

高质量（high）：非常有把握观察值接近真实值。

中等质量（moderate）：对观察值有中等把握，观察值有可能接近真实值，但也有可能差别很大。

低质量（low）：对观察值的把握有限，观察值可能与真实值有很大差别。

极低质量（very low）：对观察值几乎无把握，观察值与真实值可能有极大差别。

4. 中国的证据分级系统

中国的证据分级系统是在借鉴国际先进经验的基础上，结合中国临床实践和科研特点逐步发展起来的。2004 年 3 月，中国循证医学中心李幼平等首次在专科医师分类研究中引入证据分级的理念，后经进一步完善，于 2006 年 2 月至 2007 年 10 月间相继发表了 9 篇偏倚风险系列文章，深入探讨了管理、教育等领域研究证据的分析方法，还根据当前可获得的证据，对不同类型的研究报告进行了分类和评估，见表 2-19。

表 2-19　中国循证医学中心证据分级

证据级别	描述
A	系统评价、Meta 分析
B	政府及相关机构报告
C	有确切研究方法的文献
D	综述
E	专家意见

四、循证护理领域常用的证据分级

2003 年，JBI 提出了一个创新的证据结构，即“FAME”结构，涵盖了证据的可行性（feasibility）、适宜性（appropriateness）、意义（meaningfulness）和有效性（effectiveness）。在此基础上，JBI 制定了自身的证据等级系统，在 2006 年和 2010 年分别对该系统进行了内容的更新和完善。2014 年，根据 GRADE 系统及 JBI 循证卫生保健模式，JBI 制定了全新的证据预分级及证据推荐级别系统。该系统不仅适用于护理学领域，也广泛适用于其他卫生保健领域。

JBI 证据预分级和推荐级别系统具有以下特点。

1. 易于结合

该系统容易与 WHO 的 GRADE 系统相结合，为使用者提供了更多的选择和便利。

2. 描述清晰

保留以往按设计分类的证据类型描述，使系统结果更加直观和易于理解。

3. 适用范围广

强调证据的多元性特征和“FAME”属性，使该系统在多个卫生保健领域都具有广泛的应用价值。

4. 可操作性强

系统的设计和实施过程都注重实用性和可操作性，使用者能够轻松、快速应用。

循证护理领域常用的证据分级，见表 2-20、表 2-21、表 2-22。

表 2–20 JBI 干预性研究证据预分级（2014 年版）

证据等级	设计类型举例	描述
1 级	RCT	1a：多项 RCT 的系统评价
		1b：多项 RCT 及其他干预性研究的系统评价
		1c：单项 RCT 的系统评价
		1d：准 RCT 的系统评价
2 级	类实验性研究	2a：多项类实验性研究的系统评价
		2b：多项类实验性研究与其他低质量干预性研究的系统评价
		2c：单项前瞻性有对照的类实验性研究
		2d：前后对照 / 回顾性对照的类实验性研究的系统评价
3 级	观察分析性研究	3a：多项队列研究的系统评价
		3b：多项队列研究与其他低质量观察性研究的系统评价
		3c：单项有对照组的队列研究的系统评价
		3d：单项病例对照研究的系统评价
		3e：单项无对照组的观察性研究的系统评价
4 级	观察描述性研究	4a：多项描述性研究的系统评价
		4b：单项横断面研究的系统评价
		4c：病例系列研究的系统评价
		4d：个案研究的系统评价
5 级	专家意见（共识）或基础研究	5a：专家意见的系统评价
		5b：专家共识的系统评价
		5c：基础研究 / 单项专家意见的系统评价

表 2–21 JBI 质性研究证据预分级（2014 年版）

证据等级	研究设计举例	描述
1 级	混合设计研究系统评价	多项质性研究或混合设计研究的系统评价
2 级	质性研究的 Meta 分析	多项质性研究或混合设计研究的整合
3 级	描述性质性研究、现象学研究、扎根理论研究等	单项质性研究的系统评价
4 级	专家意见	专家意见的系统评价
5 级	单项专家意见	单项专家意见的系统评价

表 2-22　JBI 诊断性试验、预后研究证据预分级

证据等级	诊断试验	描述	预后研究	描述
1 级	连续性患者的诊断准确度检验	1a：多项连续性患者诊断准确度检验研究的系统评价 1b：单项连续性患者诊断准确度检验研究的系统评价	起始队列研究	1a：起始队列研究的系统评价 1b：起始队列研究
2 级	非连续性患者的诊断准确度检验	2a：多项非连续性患者诊断准确度检验研究的系统评价 2b：单项非连续性患者诊断准确度检验研究的系统评价	观察结果为“全或无”的研究	2a：多项观察结果为“全或无”研究的系统评价 2b：单项观察结果为“全或无”研究的系统评价
3 级	诊断性病例对照研究	3a：多项诊断性病例对照研究的系统评价 3b：单项诊断性病例对照研究的系统评价	队列研究	3a：多项队列研究的系统评价 3b：单项队列研究的系统评价
4 级	诊断率研究	4a：多项诊断率研究的系统评价 4b：单项诊断率研究的系统评价	病例系列研究、病例对照研究、历史对照研究	4a：多项病例系列研究、病例对照研究、历史对照研究的系统评价 4b：单项病例系列研究、病例对照研究、历史对照研究的系统评价
5 级	专家意见或基础研究	5a：专家意见的系统评价 5b：专家共识的系统评价 5c：单项专家意见或基础研究的系统评价	专家意见或基础研究	5a：专家意见的系统评价 5b：专家共识的系统评价 5c：单项专家意见或基础研究的系统评价

第五节　临床护理研究证据评价

循证护理学的研究内容以证据为核心开展，证据的差异会对研究结果产生显著的影响，因此，科学评价临床研究证据是评估循证证据质量的核心。对临床护理研究证据进行评价的目的，在于公正、科学地评估文献价值，筛选出科学、可靠、具有实际临床护理意义的文献，以便将其应用于临床实践、教学、科研及卫生政策的制定过程中，避免盲目地接受文献观点，确保决策的准确性和有效性。

一、证据评价的基本原则

循证护理强调将最佳的研究成果或证据应用于临床指导护理实践。证据的利用必须通过系统、科学的分析评价，以判断证据是否真实、有效、科学、可信。对证据的再评价，是评价证据的有效方法。基本原则包括研究设计是否严谨，研究对象是否具有代表性，观察结果是否真实，资料的收集和整理是否真实，量性研究的统计学分析方法是否正确，质性研究的资料分析是否具有逻辑性。

（一）研究设计是否严谨

研究证据的真实度与其所用的研究设计方案密切相关。一般来说，设计方案越科学严谨，其证据的真实度越强。真实程度较强的设计方案是 RCT，因其受偏倚因素影响较小，所以研究结果较为可靠。另外，前瞻性队列研究的真实性也较强。同时，设计严谨的大样本非 RCT 也可提供真实度较高的证据。因此，在进行临床护理证据评价时，应重视研究设计方案的严谨性，以确保证据的真实可靠。

（二）研究对象是否具有代表性

研究证据是对研究对象实施干预措施后得出的结论。研究对象的选择应具有代表性，要制定合适的纳入标准和排除标准。因此，在研究中对纳入标准、排除标准的评估决定了研究证据判断的关键。除此之外，还应注意研究对象的样本量是否合适。样本量越大，受概率的影响就越小，这样可以减少结论的假阳性或假阴性，以保证证据的可信度。另外，研究对象的选择要排除研究因素之外可能影响研究的同一后果的其他因素，即混杂因素，以保证证据的真实度。

（三）观察结果是否真实

对研究结果的真实记录是研究证据的质量保证。选择恰当的临床观察指标，是评价证据真实程度重要的依据。因此，评价循证证据的真实性，就要评价证据临床观察指标是否合理，数据是否客观，记录是否翔实，观察指标是否具备精确性和可重复性。

（四）资料的收集和整理是否真实

研究资料的收集需严格按设计方案的要求进行，应如实收集和整理观察结果。主观意愿取舍或人为编造数据，均会破坏证据的真实性。对资料真实度的判断应注意与组间基线状况相比较，了解其组间数据的差异情况。观察研究对象对干预措施的依从性是否达标，否则其研究结果会影响结论的真实性。

（五）量性研究的统计学分析方法是否正确

对量性研究而言，收集的研究数据应根据不同性质的资料，采用不同的统计学处理方法进行分析。例如，计量资料的组间比较使用 t 检验或方差分析，计数资料的组间比较应用 χ^2 检验等。研究人员对各种检验的结果应做相应的 95% 可信区间（*CI*）分析，以帮助判断资料真实性的可信范围。因此评价研究证据的真实程度，应对其采用的统计学分析方法是否合理进行判断。

（六）质性研究的资料分析是否具有逻辑性

质性研究对资料的分析以文字为主。对资料整理分析的过程是一个分类、推理、解释的过程，在这一过程中通过对资料进行全面描述和深刻理解，通过排序、重组、分类等对资料进行综合，这一系列逻辑推理活动始终贯穿资料的缩减、分类、理解和诠释等各个环节。

二、证据真实性评价方法

临床证据真实性的评价是临床护理证据评价的重要内容之一。影响真实性的主要因素包括研究环境条件、研究对象范围及研究设计方法等。采取严格限制研究对象类型的研究设计时，消除或控制研究中有关偏移和混杂因素的干扰，改善研究的环境条件和干预措施等，可以提高真实性。评价证据的真实性应重点关注该研究整体设计是否科学、研究方法是否合理、统计分析是否正确、研究结果是否支持研究结论等问题。常用临床证据真实性的评价方法，见表 2–23。

表 2–23　常用临床证据真实性的评价方法

证据的分类	研究证据的类型	评价方法
原始研究证据	病因学 / 不良反应研究证据	研究对象是否明确，除暴露的危险因素或干预措施外，其他重要特征在组间是否可比 测量各组暴露因素干预措施和临床结局的方法是否一致（结果测量是否客观或采用盲法） 研究对象是否完成了随访期限，随访时间是否足够长 研究结果是否符合病因的条件：因果时相关系是否正确、剂量 – 效应关系是否存在、危险因素的消长与疾病或不良反应的消长是否一致、危险因素与疾病或不良反应的关系是否符合生物学规律
	诊断实验研究证据	是否将诊断实验与金标准进行独立、盲法比较 研究对象是否包括各种类型病例 诊断实验的结果是否影响“金标准”的应用 诊断实验的真实性是否在另一组独立的研究对象中得以证实
	治疗研究证据	研究对象是否随机分配，是否隐藏了随机分配方案 研究对象随访时间是否足够长，所有纳入的研究对象是否进行了随访 是否根据随机分组的情况对所有患者进行结果分析（是否采用意向分析法分析结果） 是否对患者和医师采用盲法 除实验方案不同外，各组患者接受的其他治疗方法是否相同 组间基线是否可比
	预后研究证据	研究对象的代表性如何，是否为疾病早期或同一时期 研究对象的随访时间是否足够长，是否随访了所有纳入的研究对象 是否采用客观的标准或盲法判断结果 如果发现组间的预后不同，是否矫正了重要的预后因素
二次研究证据	系统评价或 Meta 分析	是否根据 RCT 的系统评价 在系统评价的方法学部分，是否描述了检验和纳入所有相关研究的方法、纳入单个研究证据的方法 不同研究的结果是否一致 统计分析中使用的数据资料是单个患者的资料，还是单个研究的综合资料

续表

证据的分类	研究证据的类型	评价方法
二次研究证据	临床决策分析研究证据	是否考虑所有重要的治疗方案（包括不给干预措施）和可能结果 有关各种治疗方案可能产生的结局概率是否真实、可靠 有关各种治疗方案可能产生的结局效用值是否真实、可靠 是否验证了结论的论证强度
	卫生经济学分析研究证据	研究证据涉及的经济问题，是否比较了所有的备选方案（干预措施），是否指定从什么角度来评估成本和效果 经济学分析引用的各种备选方案，效果的资料是否真实 经济学分析是否评估并确定了所有的成本和效果，选择了可靠和准确的估计方法 针对提出的临床问题，选择的经济学分析类型是否恰当 是否证实了该经济学分析结果的认证强度
	临床实践指南	指南的制定者是否对过去 12 个月的文献资料进行了综合查阅 指南的每条推荐意见是否标明了引用证据的级别强度和引文信息

三、证据重要性评价方法

研究证据的临床重要性是指其是否具有临床应用价值。循证护理学强调采用客观量化指标来评价不同研究结果的临床意义，其评价标准与指标不同。以评价治疗性研究证据为例，除需对每组各结局指标加以总结报告（某结局的发生率或某观测指标的均数和标准差）外，还应报告干预措施的效果和效应量的精确度，如采用相对危险度减少率（relative risk reduction，RRR）、绝对危险度减少率（absolute risk reduction，ARR）等客观指标，同时给出可信区间（confidence interval，CI）以表示估计值的精确度。有临床意义的研究结果对患者的预后可以产生重要影响，也可作为实践依据。评价证据的临床重要性，应重点关注证据涉及的临床问题是否明确、选择的评价指标是否正确等。

对临床证据重要性的评价需要考虑预期健康效益的重要性、可能的健康效益、不良反应和风险，以及可操作性和患者的耐受性。常用临床证据重要性的评价方法，见表2–24。

表 2–24 常用临床证据重要性的评价方法

证据的分类	研究证据的类型	评价方法
原始研究证据	病因学 / 不良反应研究证据	暴露因素与结果之间联系强度如何 危险度的精确度如何 干预措施的效应如何，效应值的准确性如何
	诊断性实验研究证据	是否计算了似然比或提供了相关数据
	治疗性研究证据	干预措施的效应如何 效应值的精确性如何
	预后研究证据	研究结果是否随时间改变 对预后估计的精确性如何

续表

证据的分类	研究证据的类型	评价方法
二次研究证据	系统评价或 Meta 分析	治疗效果的强度大小如何 治疗效果的精确度如何
	临床决策分析研究证据	临床检测分析是否能做出最佳治疗方案 适当改变各种结局的概率或效应值，是否能改变临床决策分析的结论
	卫生经济学分析研究证据	该经济学分析产生的成本或每获得一个健康单位的成本是否有临床意义 合理改变成本和效果的估计是否会改变经济学分析的结果
	临床实践指南	指南是否回答了临床需要解决的重要问题

四、证据适用性评价方法

研究证据的适用性是指证据研究结果与推理对象真实情况的符合程度。研究证据是否能够推广应用到研究对象以外的人群，直接关系最佳证据如何有效地应用于循证医学实践中。在考量证据适用性时，必须考虑研究人群与其他人群在特征上的差异、研究对象的类型，以及社会环境、经济条件等多种因素。为了评价真实性，应重点关注证据所涉及的研究对象与拟应用对象在人口社会学特征、临床特征上的一致性、差异性，同时考察拟应用对象所处的环境是否具备实施证据所需的人力、物力等条件。常用临床证据适用性的评价方法，见表 2–25。

表 2–25　常用临床证据适用性的评价方法

证据的分类	研究证据的类型	评价方法
原始研究证据	病因学 / 不良反应研究证据	患者与研究中的研究对象是否存在较大的差异，导致研究结果不能应用 患者发生不良反应的危险性如何，从治疗中获得的利益如何 患者对治疗措施的期望和选择如何，价值观如何 患者是否有备选的治疗措施
	诊断实验研究证据	诊断试验在所处医院是否可行，患者是否能支付 诊断试验准确度和精确度如何 根据医生个人经验，患病率临床实践的数据资料或其他临床研究，能否判断患者的验前概率 患者的情况是否与研究证据中的研究对象相似 研究证据是否能改变患者患有某种疾病的可能性 根据研究证据提供的实验结果，计算验后概率，能否改变现有的治疗方案 根据研究结果，能否有助于判断下一步诊断和治疗方案 患者是否愿意进行该诊断的实验检查
	治疗研究证据	患者是否与研究证据中的研究对象差异较大，导致结果不能应用于患者 治疗方案在医院是否能实施 患者从治疗中获得的利弊如何 患者对治疗方案和结果的看法如何
	预后研究证据	研究证据中的研究对象是否与患者相似 研究结果是否能改变医护人员对患者的治疗决策

续表

证据的分类	研究证据的类型	评价方法
二次研究证据	系统评价或Meta分析	患者是否与系统评价中的研究对象差异较大，导致结果不可用 系统评价中的干预措施能否在医院实施 患者从治疗中获得的利弊如何 对于治疗的效果和不良反应如何
	临床决策分析研究证据	临床决策分析中，各种结局的概率是否可适用于患者 患者的效应值是否稳定可用
	卫生经济学分析研究证据	经济学分析的成本估计是否可应用于医院 经济学分析中提到的治疗方案在医院是否有效
	临床实践指南	疾病在社区的发病或患病情况，或者患者的验前概率，或期望事件发生率是否太低，而不能够应用 结局的信任度与指南是否不相符 实施此指南的方法成本是否需要考虑经济或社区资源情况 实施此指南的障碍是否太多

第三章 系统评价

系统评价（systematic reviews，SR）是指按照特定的病种和疗法，全面收集所有相关、可靠的高质量临床研究并进行科学的定量合成而得出综合可靠结论的评价方式。系统评价在各个领域都发挥着至关重要的作用，帮助人们更好地理解问题，制定策略，改进实践。

第一节 概 述

随着医疗实践的快速发展，医学研究成果不断涌现，了解并更新临床研究进展成为当代护理人员必备的技能。当前主流的知识获取途径（文献查询、专家咨询、学术会议）因护理人员工作特殊性及途径本身弊端（文献数据库内容庞杂、研究质量不一、专家咨询及学术会议受限），难以有效地满足需求。传统文献综述存在方法学局限，而系统评价和 Meta 分析等方法的出现，通过严格评价和分析，提供了综合可靠的结论，促进了临床实践和科研发展。本章将重点介绍系统评价的概念及其步骤，以供护理人员在实际工作中参考和应用。

一、系统评价的概念及意义

1979 年，英国著名流行病学家科克伦首次提出将各专业领域的所有 RCT 收集起来进行系统评价并予以发表，从而指导医疗实践。系统评价的出现，被认为是临床医学发展史上的一个重要里程碑，之后该方法扩展到 RCT 之外的某些其他类型的临床研究。

（一）系统评价的概念

SR 又称为系统综述、系统分析，是循证护理中常见的一种文献综合评价临床研究方法，被称为循证医学的最佳证据。其针对特定临床问题，通过系统且全面地收集相关研究报告和文献（发表或未发表），设立纳入或排除标准，以该标准进行评价、信息提取与分析，必要时进行定量合成的统计学处理，得出综合可靠结论，并同步更新。通过该方法，能够为疾病的诊治、护理、预后提供科学的依据，提高护理工作水平和护理质量。

（二）系统评价的意义

系统评价对提升护理人员水平具有重大意义，在准备进行系统评价时，应对具体问题、人群、暴露因素、主次要评价指标进行确定，以保证系统评价的顺利进行。

系统评价作为实践循证护理的重要工具，其通过扩大已有样本量，通过统计学方法对多篇文献进行综合分析，以减少偏倚和误差，增强结论的可靠性和有效性，为临床的护理决策提供依据，为护理人员汲取新知识、新观点提供途径。

系统评价的出现，能够最大限度地保证护理人员以便捷的方式获取医疗、教学及科研等方面的最新知识，从科学性和可靠性的角度为临床护理实践提供最新证据和结论，对护理水平的提高、护理领域的发展具有推动作用。

系统评价在多个领域，包括护理人力资源配置、疾病危险因素的研究及护理方法的有效性研究等方面均有论述，并被广泛应用于内科、外科、妇科及儿科等多领域的临床实践中，取得了显著的效果。其核心用途在于合并多篇相关文献，通过科学严谨的分析方法，得到稳定可靠的结论。当某一特定问题存在多个同类研究，但单个研究的样本量相对较小，且研究结果存在不一致性时，系统评价显得尤为重要。通过系统评价，能够综合考量这些研究的优劣，提炼出更具普遍性和指导性的结论，为临床实践提供有力的支持。

二、系统评价与 Meta 分析的关系

系统评价和 Meta 分析在纳入研究质量上均有严格要求。目前，分析国内外文献经常将两者交叉使用。

Meta 分析是将系统评价中的多个不同结果的同类研究合并为一个量化指标的统计学方法，其根据纳入数据的异质性大小来决定是采用固定效应模型，还是采用随机效应模型。总的来说，Meta 分析是系统评价的一部分，隶属于系统评价，而由于描述方法的特性，系统评价不一定是 Meta 分析，还包括其他的定性描述，即当纳入数据异质性较弱或无时，而且能够提取定量数据，可选择 Meta 分析进行合并描述，若无该条件，则选择系统评价进行定性分析。

三、系统评价与传统文献综述的异同点

（一）传统文献综述

传统文献综述，又称为综述或叙述性综述，是对某具体领域、专业、问题等研究进展进行介绍和阐述的学术论文。综述属三次文献，是对专业文献的二次解读，能够反映特定时间下某专题的历史背景、研究现状和发展趋势，对掌握该专题最新研究动态具有一定的价值。

传统文献综述通过对特定专题文献进行阅读分析，从当前课题的进展进行阐明，并且通过不同角度的论述，充实证据，从未对该领域的发展规律和趋势进行掌握、预测。在此基础上，添加作者对该专题的分析和见解，从而使得内容充实完整。综述应具有先进性和实效性，能够反映学科信息和科研动向，并根据专业知识对以上信息进行分析。传统文献综述一般分为归纳性、普遍性和评论性。

相对于系统评价，传统综述写作的格式、流程、纳入文献质量、数据统计分析等并

未有严格要求，故该研究方式的质量取决于作者的专业水平、资料收集广度及纳入文献质量等，主观性较强。

（二）系统评价与传统文献综述的异同点

系统评价与传统文献综述都是对某问题的回顾性和观察性研究分析讨论，两者前期都需要对文献进行收集和归纳，从而为该问题提供建议和解决方法。相对而言，两者均有一定的系统偏倚和随机误差。系统评价与传统文献综述在学术研究中各有其特点，应根据具体的研究目的和需求选择合适的研究方法。两者的异同点见表 3–1。

表 3–1　系统评价与传统文献综述的异同点

特征	系统评价	传统文献综述
本质区别	运用具体方法，减少偏倚	关注文献检索，阅读、分析、总结
研究问题	常集中于某一临床问题	涉及的范畴较为宽泛
检索方法	有明确的检索策略	常未说明
文献评价标准	较为完善	无
具体目的	全面总结某一问题，评价当前某一干预措施究竟是否有效	为了下一步的科研进行的文献收集总结
研究结果的合成	多采用定量方法	多采用定性方法
结果更新	定期根据新试验进行更新	不要求定时更新

系统评价和 Meta 分析越来越受到护理人员的重视。护理领域系统评价和 Meta 分析研究自 20 世纪 80 年代开始发展，在 2000 年发展迅速。系统评价和 Meta 分析广泛应用于随机对照试验结果的汇总和评价，目前也广泛应用于观察性研究如队列研究、病例对照研究、诊断性研究中较多。正因为系统评价和 Meta 分析对临床和科研工作的开展具有不可替代的优势，因此其是护理人员必须掌握的技能。

第二节　系统评价步骤和方法

系统评价又称系统综述，是指针对某一具体的临床问题，系统、全面地收集全世界已发表或未发表的临床研究，用统一的科学标准评价，筛选出符合质量标准的文献，对具有同质性的研究采用相关统计方法进行综合，得到定量结果并及时更新。系统评价能将多个有争议或互相矛盾的小型临床研究，采用严格系统的方法进行评价分析和合成用于解决争议，或提出建议为临床实践和临床科研提供帮助。如果进行系统评价的方法不恰当，也可能得出不正确的信息，误导结果。因此，系统评价的方法和步骤是否正确，对其结果和结论的真实性和可靠性都起着决定性的作用。

Cochrane 系统评价是目前公认的高质量系统评价。开展系统评价时遵循 Cochrane 系统评价手册的要求，采用固定的格式和内容，并在相应的 Cochrane 评价小组的指导和帮助下完成。下面将以评价干预措施的 Cochrane 系统评价为例，简述其基本方法和步骤。Cochrane 系统评价的步骤，见图 3–1。

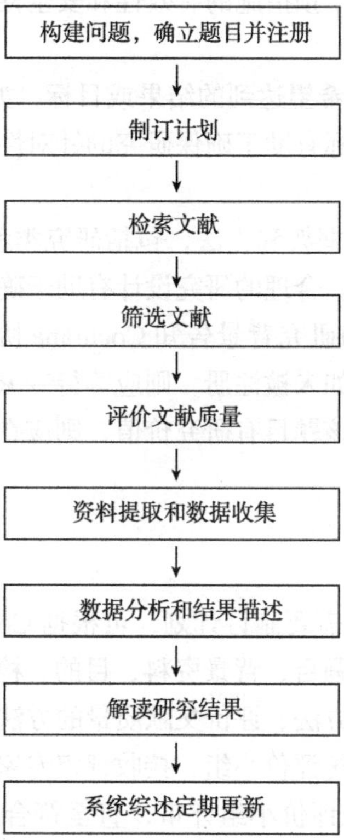

图 3–1　Cochrane 系统评价的步骤

一、系统评价的步骤

（一）确立题目并注册

系统评价的选题主要源自临床医疗与护理实践领域，聚焦于疾病预防、护理措施等方面存在的不确定性及有争议的关键议题，选题应具有科学性、实用性、必要性、创新性和可行性。为了避免问题重复，在确定进行某一问题的系统评价前，应系统、全面检索文献，了解针对这一问题的系统评价是否正在进行或已存在，如果已存在，评估其质量如何，是否新颖；如果老旧或质量差，则考虑进行优化。

形成问题将决定系统评价的结构和评价过程，主要包括以下要素。

1. 患者

患者或研究对象，指研究中所涉及的人群或样本，包括患者的特征，如年龄、性别、疾病类型、病情严重程度等。明确患者群体有助于确保研究的针对性和适用性。

2. 干预措施

干预措施，指研究中对患者实施的治疗或措施，可以是药物、手术、生活方式改变等。明确干预措施有助于确保研究的可操作性和可重复性。

3. 对照组的设置

对照组的设置有助于评估干预措施的有效性和安全性。

4. 结局或研究结果

结局或研究结果，指研究希望达到的结果或目标，如疾病治愈率、症状改善程度、生活质量提高等。明确结局指标有助于确保研究的针对性和实用性。

5. 研究设计

研究设计，指研究的整体框架和方法，包括研究类型（RCT、观察性研究等）、样本量、数据收集和分析方法等。合理的研究设计有助于确保研究的科学性和可靠性。

题目确立后，应将题目和研究背景告知 Cochrane 协作网系统评价小组的协调员，以确定该题目是否已被注册。如未被注册，则应等待专家评审，确定是否有必要进行该题目的系统评价。若专家认可该题目有研究价值，则应在评价小组的指导下填写相关表格，完成题目的注册。

（二）制订计划

确立系统评价的题目后，需要制订计划，可根据 Cochrane 系统手册撰写系统评价计划书，内容包括系统评价的题目、背景资料、目的、检索文献的方法及策略、合格文献的标准、收集和分析数据的方法、评价文献质量的方法等。

撰写计划书后，应送交系统评价小组，接收评审专家提出的修改意见或建议。按照评审意见修改后，再送交系统评价小组评审，直至符合发表要求。Cochrane 协作网要求评审合格的系统评价计划书公开发表在 Cochrane 图书馆，接收来自各方人员的评价，以保证系统评价实施方案的完善和可靠。Cochrane 图书馆公开发表的计划书也可让他人了解该问题已经存在或正在进行，避免重复研究。

（三）检索文献

在系统评价中，文献检索是一个至关重要的环节。为了确保检索的全面性和准确性，需要紧扣主题而制定检索策略，并遵循一系列规范的操作步骤。

1. 检索策略的制定

（1）紧扣主题　根据系统评价的主题和目标，明确检索的关键词和主题词。这些词汇应能够准确地反映研究的核心内容和关注点。

（2）全面无偏　在制定检索策略时，应尽可能全面考虑各种可能的检索词和连接词，以确保检索结果的全面性和无偏性。同时，不应设置过多的限制条件，如语言和时间等，以免遗漏重要的文献。

（3）参照标准　可以参照 Cochrane 协作网各专业组制定的检索策略，以确保检索策略的规范性和科学性。

（4）多位评估者参与　检索过程最好由两位或两位以上的评估者共同完成，以便相互校验和补充，提高检索的准确性和完整性。

2. 检索方式的选择

（1）多个数据库检索　为了获得更全面的检索结果，研究人员应在多个医疗保健类数据库中运用各种检索词、连接词、检索条件等进行检索。

（2）灵活运用检索词　根据研究主题和数据库的特点，灵活运用同义词、近义词、相关词等进行检索，以扩大检索范围。

（3）设置合理的检索条件　根据研究需要，设置合理的检索条件，如时间范围、文献类型等，以筛选出符合要求的文献。

3. 补充检索途径

（1）检索研究注册库　研究注册库是存储已完成或正在进行的研究信息的数据库。通过检索这些注册库，可以获取更多关于研究的详细信息，从而补充数据库检索的不足之处。

（2）检索会议论文　通过检索会议论文，可以获取一些在学术期刊上未发表的研究成果，从而丰富文献数据库。

（3）与专家交流　与同领域的专家进行交流是获取未完成或未发表研究成果的有效途径。专家通常对领域内的研究进展有深入的了解，可以提供有价值的线索和建议。

4. 注意事项

（1）保持更新　由于新的研究成果不断涌现，系统评价小组应定期更新检索结果，以确保文献数据库的完整性和时效性。

（2）质量控制　在检索过程中，应严格控制检索质量和准确性。对于检索的文献，应进行仔细筛选和评估，以确保其符合系统评价的要求和标准。

（四）筛选文献

筛选文献是一个系统而细致的过程，旨在从大量收集到的文献中，根据预设的标准挑选出能够回答特定研究问题的资料。评估所有可能合格的文献是否满足系统评价的入选标准和排除标准。文献的判断过程有一定的主观性，要求两人独立进行。若出现意见分歧的情况，由双方讨论协商解决或由第三方裁定。文献与研究内容的相关性应由具有专业知识的人员决定取舍，还应注意将剔除的文献进行登记，并说明剔除的理由。

全面的文献检索包括一些多阶段、重复的过程。在系统评价进行的过程中，文献的选择和纳入包括三个基本步骤，见图 3-2。步骤如下：①初筛，根据相关资源，如电子文献数据库、知名的文献及系统评价文章的参考文献、相关期刊等，生成文献列表，通过阅读检出文献的引文信息如题目、关键词、摘要等，从中剔除不合格的文献，对合格的文献进一步对全文进行筛选。②全文筛选，对初筛与系统评价问题相关的文献，获取所有可能相关研究的完整资料，对这些文献全文进行阅读和评估，以确定文献是否符合纳入标准，合格者纳入，不合格者剔除，对不确定者需获取更多信息并再次评估。③获取更多信息并再次评估，有时因文献中提供的信息不全面而不能确定，可与作者联系确认有关信息后再决定取舍。

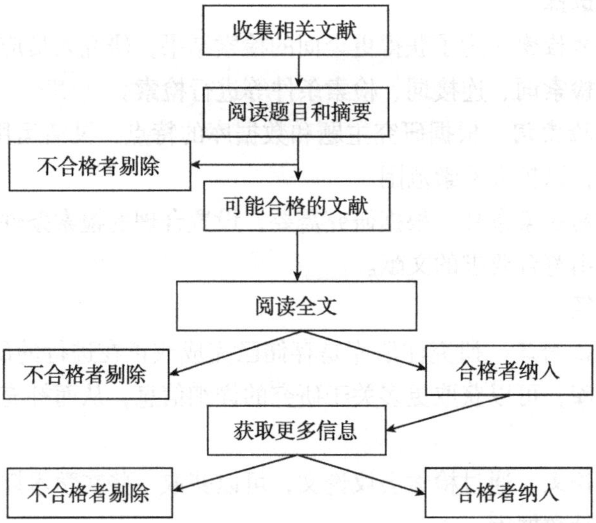

图 3-2　文献筛选基本步骤

（五）评价文献质量

系统评价纳入文献的质量对于产生的结论是至关重要的，如果纳入的文献质量差，而系统评价未对原始研究方法进行正确的评价，则系统评价的结论可能是错误的。因此，系统评价的每一步都应该考虑文献的质量，对文献质量的评阅和鉴定主要看其研究结果是否具有真实性，包括内部真实性和外部真实性。其实质要看研究的设计，以及实施过程中防止偏倚的程度。不同设计类型均有其特殊性，容易产生不同的偏倚。

目前，虽然有大量用于评价文献质量的量表，但尚无统一标准。常用 Cochrane 手册中 RCT 的偏倚风险评估工具，主要包括 7 个条目：①随机序列的产生。②隐蔽分组。③对受试者和干预者实施盲法。④对结果评价者实施盲法。⑤结果数据的完整性。⑥是否存在选择性报告。⑦是否存在其他潜在偏倚。通过对这 7 个条目的描述，给出“低风险（低度偏倚）”“风险不清楚（缺乏相关信息或偏倚情况不确定）”“高风险（高度偏倚）”的相应判断。

为了避免选择文献和评价文献质量的偏倚，对试验的质量评价通常由至少两名评价人员独立进行，对评估的资料和有关结论加以解释。在正式评估前，可对研究人员培训，使其熟悉临床试验研究的方法学及相关研究领域的知识。

（六）资料提取和数据收集

资料提取和数据收集是系统评价研究中非常重要的环节，其结果取决于研究资料提取的准确性和完整性。精准的数据收集和提取能够确保研究结果的可靠性和有效性，是系统评价研究的基础。因此，在构建研究方案时，需设计数据提取表。但数据提取表的设计尚无统一的标准，所以要对设计的表格预先进行试验性运作，以发现问题并进一步完善。数据收集常要求两个或两个以上评价者独立提取，若两个评价者意见不一致，应当通过讨论解决或由第三方裁定。有时评价者无法从发表的文献中获得所需的资料，特别是涉及研究设计或方案实施，可与文献作者直接交流，以获取准确的资料。

资料提取通常包括以下几个方面的内容。

1. 一般信息

（1）原始文献的编号、发表时间、期刊名、引用题录、通讯作者及联系方式。

（2）资料提取者的姓名、提取时间。

2. 研究对象

（1）研究对象来源（门诊、住院、社区）。

（2）研究对象的种族、性别、年龄、诊断标准、严重程度、病例来源、纳入标准、排除标准等。

3. 研究方法

（1）设计类型、随机单位、隐蔽分组方法、盲法。

（2）研究实施地点、实施时间。

4. 干预措施

干预措施是指研究者根据研究目的对研究对象施加的措施，这些措施多作为研究的自变量进行观察，其引起的干预结果是研究的因变量。在涉及对照试验时，通常会设置干预组和对照组，两者采用的措施及用法有所不同。

5. 测量指标

（1）主要结果指标、次要结果指标及其判效标准。

（2）分类变量（发生事件数或某组的总人数）和连续性变量。

6. 结果

（1）二分类变量，发生事件数 / 某组总人数。

（2）连续型变量，（样本量 / 效应量的均数）± 标准差。

（3）注意失访情况、测量单位、数据缺失或不符情况的注明。

7. 其他信息

（1）重要的引文。

（2）资助机构。

（3）潜在的利益冲突。

最后将提取的数据输入系统评价管理软件或数据库软件，以对文献结果进行分析和报告。

（七）数据分析和结果描述

1. 数据分析

（1）定量分析　应用适当的统计学方法将单项研究的资料根据其权重进行合并。所以，如何选择正确的统计学方法也是使系统评价得出真实结论并防止错误解释的重要保证。定量分析的统计学方法与 Meta 分析相近。

（2）定性分析　应用直观描述的方法，将每个文献的特征按患者特征、治疗方法、结果因素、研究质量和设计方法等进行总结并列成表格，便于浏览。因此，定性分析是定量分析前必不可少的步骤。虽然不是每个系统评价都需要定量分析，但大多数系统评价应经过 Meta 分析，使结论更具有临床价值。

2. 结果描述

系统评价结果的描述（报告）应遵循医学论文写作的一般要求，报告的内容应包括纳入研究及其基本特征、纳入研究的质量评价、原始研究的结果、系统评价的结果等。

（八）解读研究结果

系统评价的最终目的就是对结果进行公告，为临床决策和研究提供科学依据，解释结果时必须基于综合的结果，即通过对多个研究进行汇总和分析得出结论。解释结果是在系统评价中进行讨论和得出结论的过程，读者希望得到证据的强度、推广应用性、治疗措施的利弊和费用的权衡，以及对医疗和研究的意义。

（1）*证据的强度*　系统评价应提供关于研究结果可靠性和有效性的信息，包括结果的置信区间、统计显著性等。首先应对最后纳入文献的方法学质量和系统评价本身的质量进行讨论，这部分内容将决定系统评价所得结论的强度。其次是对未纳入文献加以讨论，有不同意见时应引起重视。如通过服用抗高血压药物以降低心脑血管事件的发生率，这需要长时期的观察，通过血压控制或血压达标等替代指标来证明其疗效。

（2）*推广的应用性*　讨论研究结果在不同人群和不同医疗环境下的适用性，以及可能存在的限制和约束条件。临床工作者需要根据系统评价提供的信息来指导临床服务，但在应用时必须判断这些信息是否适合，如患者是否相似、研究场所是否相似等。若系统评价的结论来自成年人，那该结论应用于儿童将会非常危险。所以要求评价者对证据可能应用的情况及影响效果因素进行讨论。

（3）*治疗措施的利弊和费用权衡*　全面评估治疗措施的效果、潜在风险、成本效益比，为医务人员提供全面的决策支持。

（4）*对医疗和研究的意义*　阐述研究结果对临床实践、患者护理、医疗政策等方面的潜在影响，以及对未来研究方向的启示。评价者需要对系统评价发现所具有的临床实际意义进行总结，说明该结果对临床实践意义。

（九）系统综述定期更新

系统评价的更新是指研究者在发表系统评价后，定期收集原始研究，按照系统评价的步骤重新进行分析、评价，以便及时地更新和补充信息，使系统评价更完善。

Cochrane 系统评价是一种严谨的医学研究方法，其特点是定期更新、定期收集新的原始研究，一般 Cochrane 系统评价每隔两年更新一次。

二、系统评价中应注意的问题

为确保评价的准确性和有效性，在应用系统评价时需注意很多问题。

（一）制作系统评价应注意的问题

1. 确定选题应注意的问题

（1）选题的范围　确定一个明确、可回答并具有临床价值的研究问题是开展系统评价研究的首要前提。所提的问题范围窄，优点是关注点集中、工作量和阅读量较少，缺点是由于文献纳入量小，可能由于发表偏倚、选择性偏倚而产生误导，使结果不可靠；而范围越宽的系统评价可能针对性较差，造成资源浪费，难以总结，结果报告也会更复杂。

（2）题目的修改　系统评价的题目是在研究设计方案中确定的。系统评价是对现有文献资料的总结和分析，随着研究的深入，有时会对题目进行修改，但在修改时应标注修改的原因，并对检索策略做出修改。

2. 撰写计划书应注意的问题

撰写系统评价计划书过程较为复杂，尤其是初次制作系统的评价者在撰写过程中会遇到各种困难，可以与制作过系统的评价者合作，或参加相关的系统评价知识培训班。

3. 检索文献应注意的问题

检索文献时，设定检索关键词和筛选条件时应尽可能涵盖所有可能与研究问题相关的文献。尽量避免语言和时间限制。为了能全面系统地收集与研究问题相关的文献，建议使用发布医疗保健类文献的计算机数据库和文件管理软件，可以节省时间和精力。

（二）应用系统评价应注意的问题

1. Cochrane 系统评价虽然被认为是临床疗效评价的金标准，证据级别最高，但不是所有的分析结论都是可靠的。在应用系统评价之前也应评价其方法学的正确性、结果的重要性、结论的准确性等。

2. 应用系统评价还应充分考虑是否有同类评价，是否有更新，是否整合了之前的所有相关系统评价等。

3. 应用系统评价还应重视其临床适用性，临床医护工作者将系统评价的结果运用于患者时需要考虑干预措施对患者的利弊，同时需要考虑干预措施的费用，以及患者的需求。

第四章 Meta 分析

Meta 分析（Meta-analysis）是用于比较和综合针对同一科学问题研究结果的统计学方法，其结论是否有意义取决于纳入研究的质量，常用于系统综述中的定量合并分析。与单个研究相比，通过整合所有的相关研究，可以更精准地估计医疗卫生保健的效果，并有利于探索各研究证据的一致性及研究间的差异性。而当多个研究结果不一致或都无统计学意义时，采用 Meta 分析可得到接近真实情况的统计分析结果。

第一节 概 述

1976 年，心理学家格拉瑟首次提出 Meta 分析。多数专家认为 Meta 分析是综合独立，可对临床研究进行定量分析的统计法。传统文献综述在处理多项研究结果时，常忽略文献的评价和质量，仅汇总结论。Meta 分析则合并同类研究结果，增大样本量，提高检验效能，在结果不一致或无统计意义时可用其作为首选方法。

一、Meta 分析的相关概念

（一）计数、计量及等级资料

1. 计数资料

计数资料，又称定性资料、无序分类变量或名义变量，包括二分类变量和多分类变量，是指按照某种属性分为两类或多类，然后去清点每类数据的个数。其变量值是定性的，表现为互不相容的属性或类别。二分类变量只有非此即彼的结果，多分类变量则为多个互不相容的结果。

2. 计量资料

计量资料，又称定量资料或数值变量资料，包括连续型变量和离散型变量，是指观测每个观察单位某项指标的大小而获得的资料，一般有度量衡单位。连续型变量是指在一个连续区可取无限个可能的值，离散型变量则表示只能取整数值，不带小数点。

3. 等级资料

等级资料，又称半定量资料或有序分类变量，是指先将观察单位按某种属性的不同程度分为等级后，再分类汇总各组观察单位数后而得到的资料。其变量值具有半定量性质，表现为等级大小或属性程度。如观察某人群牙齿敏感程度，分为 –、+、++、+++ 共 4 级，又如观察某药物的疗效，可分为痊愈、好转、显效共 3 级。

（二）率、比值和比例

1. 率

率（rate）是对某种现象发生频率的一种测量指标。在流行病学、人口学和生命统计学中，率是反映某个事件在某个特定人群中发生频率大小的指标。对不同时间、不同地区或不同群组的人群经历比较，应采用率而不是原始数据。一个率的组成包括分子、事件发生的特定时间，以及一个合理的比例基数。率表示结局发生的时间和常以 10 为基础的乘数，以此来产生整个数目。计算公式：率 =（特定时间某事件发生数 ÷ 同期平均人口数）×10。

2. 比值

比值（ratio）是一个数目除以另一个数目得到的值。这两个数目可以相关，也可以不相关。这一特点（分子和分母的相关性）将比值分为分母包含分子和分母不包含分子两种情况。

3. 比例

比例（proportion）是部分与全体之比，分子应包含在分母中。比例的取值范围在 0 和 1 之间，即 $0 \leqslant P \leqslant 1$，如果是计量资料，因为分子与分母具有相同的量纲，在计算时量纲被约去，故比例本身不具量纲；如果分子、分母是计数资料，原始资料本身就无量纲。

（三）效应量

效应量（effect size/effect magnitude）是指临床上有意义或实用价值的数值或观察指标变量，是单个研究结果的综合指标，需根据研究的性质、资料的类型确定。

1. 计数资料的效应量

（1）*2×2 表格* 计数资料中的数据通常以两组发生事件数和未发生事件数来表示，即经典的“2×2 表格”，这类数据采用 A、B、C 和 D 来代表，见表 4–1。根据这些数据可以计算出相对危险度（relative risk，RR）、比值比（odds ratio，OR）或危险差（rate difference，risk difference，RD）。

表 4–1 计数结果数据的 2×2 表

	事件	未发生事件	合计（N）
干预组 / 暴露组	A	B	n_1=A+B
对照组 / 非暴露组	C	D	n_2=C+D

注：干预组和对照组用于试验性研究中，暴露组和非暴露组用于观察性研究中。

（2）*危险比及比值比* 相对危险度（relative risk，RR），又称危险比（risk ratio，RR），是指暴露组中发生结局的频率除以非暴露组中结局的频率，是前瞻性研究中较常见的指标。如果结局在两组中的频率是相同的，则 RR=1.0，表示暴露与结局之间没有关联；若结局在暴露组中更频繁，则 $RR > 1.0$，提示暴露与危险性增加相关联；若疾病频率在暴露组中低，则 $RR<1.0$，提示一种保护性作用。比值比（odds ratio，OR），又称为交叉乘积比或相对比值，在不同的环境中有不同的含义。*OR* 是病例对照研究中常用的衡量关联的方法，它显示在病例组中暴露的可能性除以对照组中暴露的可能性。如果病例组和对照组暴露的可能性相等，则 $OR=1.0$，提示没有意义；若病例组暴露的可能性高于对照组，则 $OR>1.0$，提示暴露与危险性增高有关；若病例组暴露的可能性低于对照组，则 $OR<1.0$，提示有保护作用。

（3）*率的分类* 可细分为试验组中某事件的发生率（experimental event rate，EER）和对照组中某事件的发生率（control event rate，CER）两类。

（4）*危险差*（rate difference，risk difference，RD） 是指干预（暴露）组和对照组结局事件发生概率的绝对差值。*RD* 反映了干预（暴露）组中由暴露因素干预所致的发病水平。$RD=0$，表示组间没有差异；$RD<0$，表示干预可降低结局风险。

2. 计量资料的效应量

目前，数值资料的单个研究主要使用加权均数差（ weighted mean difference，WMD）和标准化均数差（standardized mean difference，SMD）来描述其效应量。计量资料常用的描述指标有均数（mean，$\bar{X}$）、中位数（median，M）、几何均数（geometric mean，G）、标准差（standard deviation，S）、四分位距（interquartile range，IQR）等。

WMD 和 *SMD* 的森林图无效线竖线的横轴尺度为 0，每条横线为该研究的 95%*CI* 上限、下限的连线，其线条长短直观地表示了 *CI* 范围的大小，线条中央的小方块为 *WMD* 或 *SMD* 值的位置，其方块大小为该研究权重大小。若某个研究 95%*CI* 的线条横跨为无效竖线，即该研究无统计学意义；反之，若该横线落在无效竖线的左侧或右侧，该研究有统计学意义。

（1）*WMD* 用于 Meta 分析中所有研究具有相同连续性结局变量和测量单位时。计算 *WMD* 时，需要知道每个原始研究的均数、标准差和样本量。每个原始研究均数差的权重由其效应估计的精确性决定。

（2）*SMD* 为两组估计均数差值除以平均标准差而得。由于消除了量纲的影响，因而结果可以被合并。需要提醒的是，*SMD* 的方法并不适用于尺度方向不同的情况。

$$SMD=\text{组间效应均数的差值} / \text{参与者效应的标准差}$$

二、Meta 分析的方法及模型

（一）Meta 分析常用的方法

Meta 分析常用的方法有倒方差法、曼特尔 – 哈恩斯泽尔（Mantel–Haenszel，M–H）法、皮托（Peto）法、莱尔德（Dersimonian–Laird，D–L）法，见表 4–2。需要说明：① Peto 法适用于大型研究中的小效应量的合并分析，通常包括生存资料等数据类型。②在合并分析中，倒方差法、M–H 法和 Peto 法在分配各研究权重的方法上存在差异，导致各研究在最终合并分析中的权重有所不同，可能出现较大的差异。③在选择效应量指标时，应根据事件发生的频率来决定。对于小概率事件（小事件），通常选择使用

OR、Peto 法或 M–H 法来计算效应量；而对于大概率事件（大事件），更倾向于选择使用 *RR* 或危险度差（*RD*）来作为效应量的指标。

表 4–2 常用 Meta 分析方法一览表

资料类型	合并效应量	模型选择	计算方法
二分类变量	*OR*	固定效应模型	Peto 法
		固定效应模型	M–H 法
		随机效应模型*	D–L 法
	RR	固定效应模型	M–H 法
		随机效应模型*	D–L 法
	RD	固定效应模型	M–H 法
		随机效应模型*	D–L 法
数值变量	*WMD*	固定效应模型	倒方差法
	SMD	随机效应模型*	D–L 法
		固定效应模型	倒方差法
个案资料	*OR*	随机效应模型*	D–L 法
		固定效应模型	Peto 法

注：*异质性检验结果在 $P \leq 0.05$ 时使用。

（二）Meta 分析的效应模型

Meta 分析使用的统计模型主要分为固定效应模型（fixed–effect model）和随机效应模型（random–effects model）。模型的选择主要依据研究间的异质性情况。在实际应用中，应根据具体情况综合考虑统计学异质性、临床或方法学异质性等因素来做出选择。两种统计模型有以下不同。

1. 适用情况

固定效应模型，假设全部研究结果的方向与效应大小基本相同，即各独立研究的结果趋向一致，一致性检验差异无显著性，适用于各独立研究间无差异或差异较小的研究。随机效应模型，假定各独立研究分别来自不同的总体，不同研究中的处理因素不一定产生相同的效应，其研究结果的差异可由研究内变异（随机抽样）与研究间差异（总体不同）造成。

2. 产生结果

固定效应模型，产生同质研究特集的结果推论，即基于假设所有研究来自同一总体前提下的结果。随机效应模型，产生研究全集的结果推论，即考虑了研究间差异的结果。

3. 模型替代性

随机效应模型可以代替固定效应模型，因为随机效应模型更为保守，考虑了更多的变异来源。但固定效应模型不能完全代替随机效应模型，因为当存在明显的异质性时，固定效应模型可能会给出不准确的结果。

4. 常用方法

固定效应模型常用的方法有 M–H 法、Peto 法，以及用率直接计算 *OR* 值法。随机效应模型通常使用 D–L 方法或其他类似方法进行计算。

（三）Meta 分析的合并效应量

根据原始研究的设计类型不同，Meta 分析也应该选择相应的效应量。选择正确合并效应量是 Meta 分析结果内部真实性的重要保证。各种原始研究设计的 Meta 分析合并效应量，见表 4–3。

表 4–3　不同研究设计类型的 Meta 分析合并效应量

资料类型	研究设计类型	合并效应量
计数资料	RCT	*RR**、*OR**、*RD*
	非随机实验性研究	*OR**、*RR*、*RD*
	队列研究	*RR**、*OR*、*RD*
	病例对照研究	*OR*
	横断面研究	*OR*
	诊断准确性试验	*OR*
计量资料	RCT	*WMD*、*SMD*
	非随机实验性研究	*WMD*、*SMD*
	队列研究	*WMD*、*SMD*
	病例对照研究	*WMD*、*SMD*
	横断面研究	*WMD*、*SMD*

注：* 为最佳效应量。

三、Meta 分析的基本内容

（一）异质性检验

按照 Meta 分析统计原理，具有较好同质性的资料才能进行合并。Meta 分析前需要对多个研究结果进行异质性检验，以便根据异质性分析结果选择适当的效应模型并确定是否适合进行 Meta 合并。

异质性检验（tests for heterogeneity）是用于检验多个相同研究的统计量是否具有异质性的方法。若异质性检验结果为 $P > 0.10$ 时，可认为多个同类研究具有同质性；当异质性检验结果为 $P \leqslant 0.10$，可认为多个研究结果有异质性。纳入研究的异质性大小识别可用 I^2 检验、Q 检验、H 检验来衡量。

1. I^2 检验

计算公式如下。

$$I^2=\left(Q-\frac{K-1}{Q}\right)\times 100\%$$

式中：Q 为异质性检验的卡方值（c^2），K 为纳入 Meta 分析的研究个数。在 Cochrane 协作网的系统评价专用软件 RevMan 中，I^2 是可用于衡量多个研究结果间异质程度大小的指标，可用于描述由各个研究所致，而非抽样误差所引起的变异（异质性）占总变异的百分比，只要 I^2 不大于 50%，其异质性可以被接受。如果异质性检验结果为 $P > 0.10$ 时，认为多个同类研究具有同质性，可使用固定效应模型计算并合并统计量。

当异质性检验为 $P < 0.10$ 时，首先应分析导致异质性的原因，如设计方案、测量方法、用药剂量、用药方法、年龄、性别、疗程长短、病情轻重、对照选择等因素是否相同。由这些原因引起的异质性可用亚组分析（subgroup analysis）进行合并统计量的计算。若经这些方法分析和处理后，多个同类研究的结果仍然有异质性时，可使用随机效应模型（random effect model）计算合并统计量。

2. Q 检验

Q 检验是异质性检验的常用统计方法，回答的是各个研究间效应量的分布是否具有同质性（homogeneous distribution）。如果各个研究间效应量分布是同质的，则效应量间变异不会大于由于各研究抽样误差引起的变异，这种变异又称为仅由对象水平的抽样误差引起的变异。如果 Q 检验的结果表明研究间存在明显的异质性，即各研究效应量间的变异来源除了由对象水平的抽样误差引起外，还存在其他的来源，如研究质量、干预措施（剂量、干预时间、药物品种等）、结果变量的测量时点，以及测量方法各异、研究对象的纳入和排除标准差异，这些可统称为由研究水平的抽样误差引起的异质性来源。若 Q 检验无效假设为 H_0：$Q_1=Q_2=Q_3=\cdots=QK$，即纳入研究效应量均相同，假设真正的效应是一致的，但是由于存在抽样误差而造成实际结果不一致，这时仍可认为研究间效应是同质的。若研究结果的差异过大，超出抽样误差所能解释的范围，则需考虑异质性存在。

需注意，Q 检验对于纳入研究个数敏感，即 Q 值随着自由度增加而增加。当纳入研究的样本量较小或纳入 Meta 分析的研究数目较少时，Q 检验的检验效能较低，Q 检验的结果具有统计学的显著性，提示纳入研究的效应量之间存在异质性。当检验结果未显示统计学上的显著性时，表明被纳入研究之间的效应量存在异质性。故 Q 检验的检验水准通常设定为 $\alpha=0.10$，当 $P < \alpha=0.10$ 时，研究间存在异质性。

3. H 检验

通过对统计量 Q 进行自由度（文献数）校正，公式如下。

$$H=\sqrt{\frac{Q}{df}}=\sqrt{\frac{Q}{k-1}}=\sqrt{\frac{1}{1-I^2}}$$

式中：k 表示纳入 Meta 分析的研究。

统计量 H 值为 1 表示各研究间无异质性。一般情况下，若 $H > 1.5$ 提示研究间存在异质性；$H < 1.2$ 提示可认为各研究同质；若 H 值为 1.2～1.5，H 值的 95%*CI* 包含 1，在 α=0.05 的检验水准下无法确定是否存在异质性，若没包含 1 则可认为存在异质性。

（二）合并统计量

Meta 分析需要将多个同类研究结果合并成某个单一效应量或效应尺度，即用某个合并统计量反映多个同类研究的综合效应。若需要分析的指标是二分类变量，可选择 *OR*、*RR* 或 *RD* 为合并统计量，用于描述多个研究的合并结果。在 Cochrane 系统评价中还常运用 Peto 法，该法对事件发生率较小的试验结果进行 Meta 分析可能是有效且偏倚最小的方法。*RR* 或 *OR* 是相对测量指标，其结果解释与单个研究指标相同，而 *RD* 是两个率的绝对差值。

如果需要分析的指标是数值变量，可选择均数或标准化均数差为合并统计量。均数即为两均数的差值，消除了多个研究间的绝对值大小的影响，以原有单位真实地反映了试验效应；标准化均数差可简单地理解为两均数的差值再除以合并标准差的商，消除了多个研究间的绝对值大小及多个研究测量单位不同的影响，尤其适用于单位不同或均数相差较大的资料汇总分析，但标准化均数差是一个没有单位的值，对其分析结果解释要慎重。

目前，随机效应模型多采用 D–L 法，即通过增大小样本资料的权重、减少大样本资料的权重来处理资料间的异质性，但这种处理方法存在着较大风险。小样本资料由于往往难以避免机遇的作用（偶然性），偏倚较大；而大样本资料往往偶然性较小，代表性好，更接近真实情况。因此，经随机效应模型处理的结果可能削弱了质量较好的大样本信息，增大了质量可能较差的小样本信息，应慎重解释。

此外，对于不同设计方案、测量方法、用药剂量、用药方法、疗程长短、病情轻重等原因引致的异质性，可使用 Meta 回归方法进行分析，即利用线性回归的原理，消除混杂因素的影响，排除异质性对分析结果的影响，使之能得到较为真实的合并统计量。

（三）合并统计量的检验

无论采用何种计算方法得到的合并统计量，需用假设检验方法，检验多个同类研究的合并统计量是否具有统计学意义，常用 Z（u）检验，根据 Z（u）值得到该统计量的概率（P）值。若 $P \leqslant 0.05$，多个研究的合并统计量有统计学意义；若 $P > 0.05$，多个研究的合并统计量没有统计学意义。

合并统计量的检验除使用 Z（u）检验外，还可以使用可信区间法。当试验效应指标为 *OR* 或 *RR* 时，其值等于 1 时试验效应无效，此时其 95%*CI* 若包含了 1，等价于 $P > 0.05$，即无统计学意义；若其上、下限不包含 1（均大于 1 或均小于 1），等价于 $P < 0.05$，即有统计学意义。当试验效应指标为 *RD*、*MD* 或 *SMD* 时，其值等于 0 时，试验效应无效，此时其 95% *CI* 若包含了 0，等价于 $P > 0.05$，即无统计学意义；若其上、下限不包含0（均大于0或均小于0），等价于$P<0.05$，即有统计学意义。

（四）敏感性分析与亚组分析

敏感性分析（sensitivity analysis）是用于评价某个Meta分析或系统评价结果是否稳定和可靠的分析方法。如果敏感性分析对Meta分析或系统评价的结果没有本质性的改变，其分析结果的可靠性大大增加。如果经敏感性分析导致了不同结论，这就意味着对Meta分析或系统评价的结果解释和结论方面必须谨慎。通常敏感性分析包括以下几个方面内容。

1. 改变研究类型的纳入标准、研究对象、干预措施或终点指标。
2. 纳入或排除某些含糊不清的研究。
3. 使用某些结果不太确定的研究估计值重新分析数据。
4. 对缺失数据进行合理的估计后重新分析数据。
5. 使用不同统计方法重新分析数据。
6. 排除某些设计不太严谨的研究，如排除非安慰剂对照的研究。

亚组分析（subgroup analysis）是根据可能影响患者预后的因素，将其分成不同的亚组来分析其结果是否因这些因素存在而不同。例如，可根据年龄、性别、病情严重度等进行亚组分析。因为亚组的样本量常很小，容易因偶然性大而得出错误结果。对亚组分析结果要谨慎对待，一般看作为假说的产生。只有在后来的高质量研究中得到证明或事先确定拟分析的亚组样本足够大时，亚组分析的结果才较可靠。Cochrane系统评价建议，在系统评价的计划书中事先设定好待分析的重要亚组避免事后亚组分析，亚组数量不要太多。亚组分析容易导致否认有效处理的“假阴性”结论或得出无效，甚至有害的“假阳性”结论。

（五）森林图的解读

森林图是以统计效应量和统计分析方法为基础，用数值运算结果绘制出的图形。它在平面直角坐标系中，以一条垂直的无效线（横坐标刻度为0或1）为中心，用平行于横轴的多条线段描述了每个被纳入研究的效应量和*CI*，以及Meta分析合并效应量和*CI*；用一个点（或其他图形）描述了每个研究的结果，点的面积代表该研究在Meta分析中被赋予的权重，同时有一根水平线向点的两端延伸代表*CI*（通常是95%*CI*）。*CI*描述的是与研究结果相一致的疗效或相关性的可变范围，表示单个研究的结果间是否有统计学差异。较大的点意味着较大的权重（更窄的*CI*），也决定了最终的计算结果。森林图简单、直观描述了Meta分析的统计结果，是Meta分析中常用的结果表达形式。

（六）漏斗图的解读

漏斗图（funnel plot）是一种定性测量发表偏倚的常用方法，它是将单个研究的效应量作为横轴，研究规模作为竖直轴，在此基础生成散点图。由于漏斗图基于的假设是效应量的精度随着样本量的增加而增加，因此样本量小的研究，精度低，分布在漏斗图的底部，且向周围分散；样本量大的研究，精度高，分布在漏斗图的顶部，且向中间集中；如果没有偏倚存在，散点形成一个对称的倒置漏斗型，故此得名。如果存在偏倚，因为无统计学意义的小样本试验没被发表，这将导致在漏斗图的底部出现一个角落的缺失而表现为不对称。

除发表偏倚外，其他导致漏斗图不对称的原因：①低质量小样本试验，包括方法学设计差、分析不充分及造假。②真实的异质性，即因研究尺度不同导致效应量差异。③假象。④机遇。

需注意：①漏斗图的对称与否通常没有严格的限定，仅通过目测，故在不同的观察者之间对漏斗图的视觉判断可能存在差异，是一种定性的评价方法。②系统评价员在做Meta分析时应观察相应的漏斗图。如果漏斗图不对称，应该找出可能的原因。③当仅纳入几个小样本研究时，偏倚很可能歪曲Meta分析的结果，在这种情况下，漏斗图的检验效能较为局限。④漏斗图法是至今较为常用的方法。⑤漏斗图可以使制作者及读者意识存在的问题，但不能提供解决问题的方法。

图4–1展示了RevMan 5.3软件制作的基于固定效应模型的漏斗图。此外，还有在此漏斗图上的很多改版，如轮廓增强漏斗图、剪补法漏斗图、埃格漏斗图、贝格漏斗图等。从图中可以看出，漏斗图较为对称，无明显发表偏倚存在。

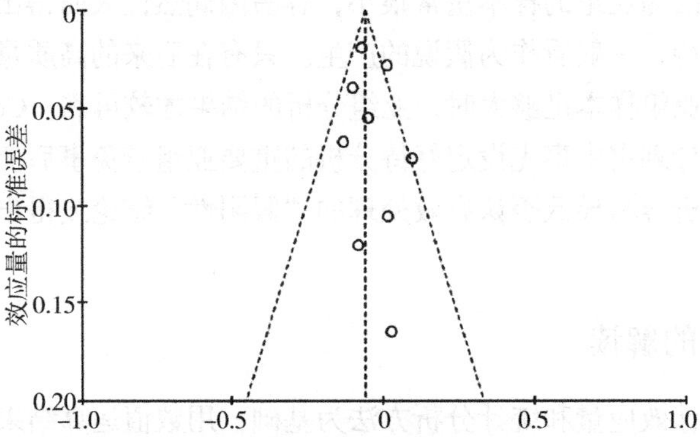

图4–1　漏斗图的解读（RevMan5.3绘制）

四、Meta分析的实例分析

（一）计数资料Meta实例分析

为了解二甲双胍对多囊卵巢综合征的治疗作用，研究人员收集了以患者排卵数为评价指标的7个随机对照试验结果，其数据见表4–4。

表 4-4 二甲双胍对多囊卵巢综合征的治疗性研究 *

K 个研究	二甲双胍组		对照组		OR 的 95%CI		
	排卵数（n）	治疗总数（n）	排卵数（n）	治疗总数（n）	OR	下限	上限
弗莱明（2002 年）	37	45	30	47	2.51	1.01	6.25
雅库博维奇（2001 年）	8	28	0	28	9.89	2.24	43.61
内斯特勒（1996 年）	5	11	1	13	6.89	1.12	42.33
内斯特勒（1998 年）	12	35	1	26	5.96	1.74	20.38
吴（2001 年）	3	9	3	9	1.00	0.15	6.72
范德莫伦（2001 年）	1	12	1	15	1.26	0.07	21.72
雅丽（2002 年）	6	16	1	16	5.88	1.13	30.61
合计	72	156	37	154			

从表中可见，第 1、第 3、第 5、第 6 和第 7 个研究中 *OR* 的 95%*CI* 都包含了 1，即无统计学意义，认为二甲双胍无效，而有几个研究的 95%*CI* 的上、下限都大于 1，认为二甲双胍有效。据此结果，很难得到二甲双胍对多囊卵巢综合征是否有治疗作用的结论。该数据资料在 RevMan 5.0 软件中的计算结果，见图 4-2。

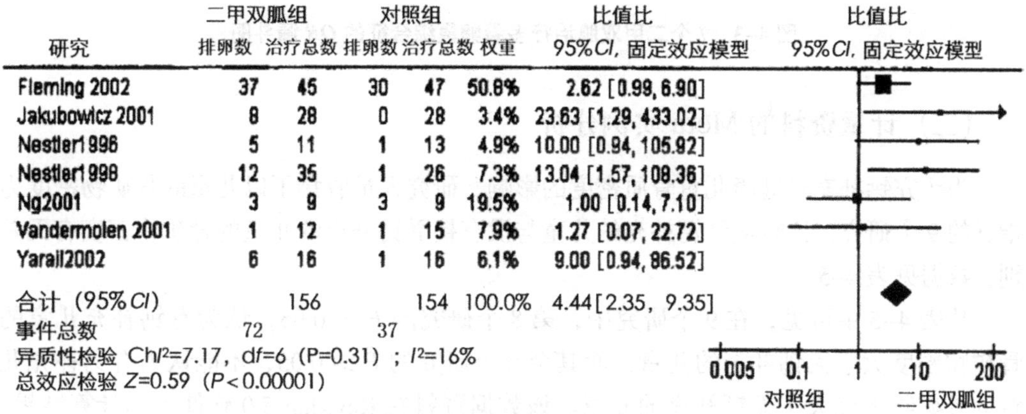

图 4-2 7 个二甲双胍治疗多囊卵巢综合征研究的 Meta 分析结果

（图片为 RevMan 软件截图）

1. 图 4-2 左侧所示为 7 个独立研究的数据。

2. 图 4-2 中间为 7 个独立研究的固定效应模型 *OR* 值及 95%*CI* 的计算结果，如第 1 个的研究，其 *OR* 为 2.62，95%*CI* 为 0.99 ～ 6.90，其余类推。

3. 图 4-2 右侧所示为 7 个独立研究的森林图，该图的竖线为无效线，即 *OR*=1，每条横线为该研究的 95%*CI* 上、下限的连线，其线条长短直观地表示了 *CI* 范围的大小。若某个研究 95%*CI* 的线条横跨为无效竖线，即该研究无统计学意义；反之，若该横线落在无效竖线的左侧或右侧，该研究有统计学意义。

4. 图 4-2 中间左侧底部倒数第 1 至第 2 行，为该 7 个研究的 Meta 分析结果。

异质性检验 χ^2 值和 P 值，该实例 $\chi^2=7.17$，$P=0.31$，$I^2=16\%$。

（1）合并效应量 $OR_{合并}$，该例 $OR_{合并}=4.44$。

（2）合并效应量 $OR_{合并}$的 95%*CI*，该例 $OR_{合并}$ 95%*CI* 为 2.35 ～ 8.35。

（3）合并效应量的检验 Z（u）和 P 值，该例 $Z=4.61$，$P<0.00001$。

根据上述分析结果，可认为这 7 个二甲双胍治疗多囊卵巢综合征的研究资料具有同质性（异质性检验 $\chi^2=7.17$，$P=0.31$，$I^2=16\%$），因此，合并效应量 *OR* 采用固定效应模型，$OR_{合并}=4.44$，其 95%*CI* 为 2.35 ～ 8.35，可认为二甲双胍治疗多囊卵巢综合征有效。该研究的漏斗图，如图 4–3，其图形较对称，可认为该研究的偏倚较小。

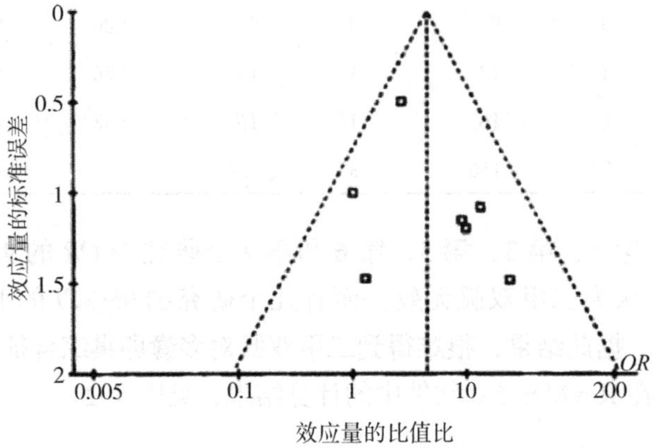

图 4–3　7 个二甲双胍治疗多囊卵巢综合征的 *OR* 漏斗图

（二）计量资料的 Meta 实例分析

为研究钙补充对健康儿童骨质密度的影响，研究人员收集了以儿童的骨矿物密度为指标的 9 个研究，比较接受钙补充的儿童与没有接受钙补充的儿童的骨矿物密度有无差别，数据见表 4–5。

从表 4–5 中可见，在 9 个研究中，第 8 个研究的 $P<0.05$，认为有钙补充儿童的骨矿物密度大于无钙补充的儿童，而其余 8 个研究的 $P>0.05$，不能认为有钙补充儿童的骨矿物密度大于无钙补充的儿童。该数据资料在 RevMan 5.0 软件中的计算结果，见表 4–5。

表 4–5　两组骨矿物密度的比较

第 *i* 个研究	钙补充组			无钙补充组			*P* 值
	n_{1i}	X_{1i}	S_{1i}	n_{2i}	X_{2i}	S_{2i}	
1	44	173.00	238.00	47	1717.00	302.00	> 0.05
2	30	1179.57	209.01	36	1151.25	195.57	> 0.05
3	49	860.29	134.19	51	860.50	13.69	> 0.05
4	88	685.55	88.00	90	681.50	80.55	> 0.05
5	65	2143.00	265.00	66	2088.00	235.00	> 0.05

续表

第 i 个研究	钙补充组			无钙补充组			P 值
	n_{1i}	X_{1i}	S_{1i}	n_{2i}	X_{2i}	S_{2i}	
6	24	1583.00	504.00	24	1512.00	372.00	>0.05
7	54	1932.11	292.33	57	1907.53	328.32	>0.05
8	22	1340.90	216.37	63	1186.10	285.32	<0.05
9	73	2796.00	415.00	70	2770.00	407.00	>0.05
合计	449			504			

1. 图 4–4 左侧第 2 列至第 7 列为 9 个独立研究的试验组和对照组的均数、标准差和总样本量。

2. 图 4–4 右侧第 8 列为 9 个独立研究的标准化均数差的固定效应模型加权均数差值及 95%*CI* 的计算结果，如第 1 个的研究，标准化均数差值为 0.24，其 95%*CI* 为 –0.17 ～ 0.65，其余类推。

3. 图 4–4 右侧第 9 列所示为 9 个独立研究的森林图，该图的竖线为无效线，即标准化均数差值为 0，每条横线为该研究的 95% *CI* 上、下限的连线，其线条长短直观地表示了 *CI* 范围的大小。若某个研究 95%*CI* 的线条横跨为无效竖线，即该研究无统计学意义；反之，若该横线落在无效竖线的左侧或右侧，该研究有统计学意义。

4. 图 4–4 中间底部所示为该 9 个研究的标准化均数差法的 Meta 分析结果。

（1）异质性检验 χ^2 值和 P 值，该例 $\chi^2=4.52$，$P=0.81$，$I^2=0\%$。

（2）标准化均数差的 *OR*（合并）为 0.14。

（3）标准化均数差的 *OR*（合并）的 95%*CI* 为 0.01 ～ 0.27。

（4）合并效应量的检验 Z（u）和 P 值，该例 $Z=2.11$，$P=0.03$

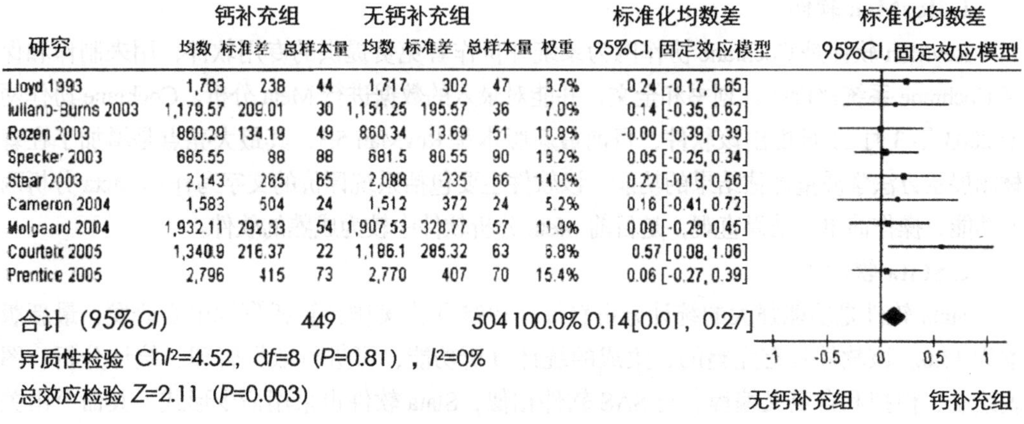

图 4–4 9 个骨矿物密度比较的 Meta 分析结果

（图片为 RevMan 软件截图）

根据上述分析结果，可认为这 9 个研究资料具有同质性（异质性检验 $\chi^2=4.52$，

P=0.81，I^2=0%），因此，合并效应量采用固定效应模型，标准化均数差合并效应量为 0.14，其 95%CI 为 0.01 ～ 0.27，可认为有钙补充儿童的骨矿物密度高于没有钙补充儿童的骨矿物密度。该研究的漏斗图如图 4–5 所示，其图形较对称，可认为该研究的偏倚较小。

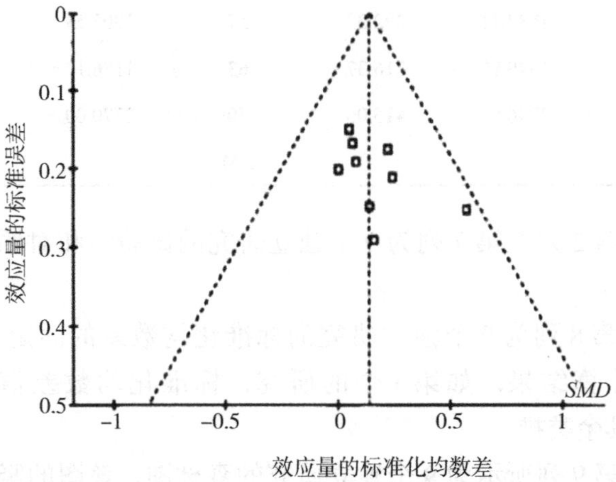

图 4–5　9 个钙补充对健康儿童骨矿物密度影响的漏斗图

第二节　Meta 分析相关软件应用

一、Meta 分析软件的介绍

（一）Meta 分析软件及其特点

1. RevMan 软件

RevMan 软件是 Cochrane 协作网为系统评价作者免费提供的专用软件，用来制作和保存 Cochrane 系统评价的计划书和全文，并能对录入的数据进行 Meta 分析。Cochrane 协作网于 2003 年 3 月 21 日推出该软件，目前最新版本是 RevMan 5.3，其最大亮点是增加了在森林图展示方法学质量评估结果的功能。该软件主要包括系统评价的文字写作和 Meta 分析两大功能，操作简单、结果直观，是目前 Meta 分析软件中较为成熟的软件。

2. Stata 软件

Stata 软件是功能强大的统计分析软件，1985 年由美国计算机资源中心研发，最新版本为 13.0。该软件具有完整的、集成的统计分析功能，可进行数据管理、统计分析、图表绘制、模拟和自定义编程。与 SAS 软件相似，Stata 软件也采用命令形式，其命令由关键词、参数、选项等构成字符串，所有命令、函数、变量名等都严格区分大小写。Stata 软件在全球范围内被广泛应用于企业和学术机构中，与 SAS 软件、SPSS 软件一起并称为新的三大权威统计软件，也是国际临床流行病学网络推荐使用的统计分析软件。

Stata 软件允许用户自行编写添加 ADO（activeX data object，一组优化的访问数据库的专用对象集）程序文件，软件中 Meta 分析模块就是由开放性用户为协作网编写、专门用于进行 Meta 分析的程序。Stata 软件在 Meta 分析方面的功能非常强大，国外许多 Meta 分析文章都是通过 Stata 软件来完成的。该软件除了可以完成二分类变量和连续性变量的 Meta 分析外，还可以进行 Meta 回归分析、诊断性试验的 Meta 分析、累积 Meta 分析、敏感性分析、评估发表偏倚的 Begg's 检验和 Egger's 检验等。在使用相关命令前，用户需要从互联网下载并安装相应的 ADO 软件包。Stata 软件的可编程性，使其便于用户增加新的功能来响应当前日益增长的研究需要，这也使得 Stata 软件成了升级较多、较为频繁的一个统计软件。

3. SAS 软件

SAS 软件是著名的数据分析软件，是国际上数据处理和统计分析领域的标准软件，1966 年由美国北卡罗来纳州州立大学的吉姆·古德奈特及其同事开始研制，1976 年正式推出，目前最高版本为 9.3，可运行于 Windows 等操作系统，属收费软件且费用较高昂。该软件可进行 Meta 分析，但软件操作烦琐，编写代码需要 C 语言的基础，使用者需花大量时间去学习复杂的 SAS 编程语言后才会操作，故 SAS 软件只适合统计专业人员使用。当然，非统计专业人员可以调用其他专业人士编写的宏命令来进行 Meta 分析。

SAS 软件功能强大，目前除了可以完成二分类变量和连续性变量的 Meta 分析外，还可以进行 Meta 回归分析、剂量反应关系 Meta 分析、评估发表偏倚的 Begg's 检验和 Egger's 检验等。

（二）不同类型 Meta 分析的特点及其适用软件

1. 单组率的 Meta 分析

单组率的 Meta 分析是指将多个研究中针对同一事件或现象（通常是在同一组或类似条件下）的单一发生率或比例进行合并和综合分析的方法，常选择 Stata、R、SAS、SPSS、CMA、Meta-DiSc、WinBUGS/OpenBUGS 等软件进行分析。此类 Meta 分析最难的就是控制异质性，进行亚组分析和 Meta 回归分析是其重要的处理办法。

2. 单纯 *P* 值的 Meta 分析

单纯 *P* 值的 Meta 分析一般不推荐，因为无法获知结局（事件）的发生信息，无法提供有临床意义的结果。当纳入的研究仅给出了 *P* 值，又不能计算出需要的数据且临床实践需要合并时，可以考虑单纯对 *P* 值进行合并。常选择 Stata、R、SAS、SPSS、CMA、WinBUGS/OpenBUGS 等软件。

3. 诊断性 Meta 分析

关于同一诊断方法的多个研究，其结果可能会因所在地区、研究对象、诊断方法及研究条件的差异而不同，加之诊断技术不断更新，在确定某诊断方法的应用价值或在多种诊断方法之间进行合理选择时，可借助 Meta 分析的方法加以判断。诊断性 Meta 分析是近年来才出现的一种新的 Meta 分析方法，常选择 RevMan5.0 以上版本、Stata、R、SAS、SPSS、Meta-DiSc、Meta analyst、WinBUGS/OpenBUGS 等软件。

4. Meta 回归

可评价各纳入研究间的异质性大小及其来源。一般认为，Meta 回归分析是亚组分析的一种扩大，即将效应量（*RR*、*OR*、*MD* 等）作为结果变量，将可能影响效应量的因素（协变量）作为解释变量，通过回归系数去描述结果变量如何随解释变量的变化而改变，并判断两者有无线性关系。可实现 Meta 回归的软件有 Stata、R、SAS、SPSS、CMA、Meta-DiSc、Meta analyst、WinBUGS/OpenBUGS 等。

5. 累积 Meta 分析

Meta 分析后，将此后新出现的原始研究不断纳入并重复进行 Meta 分析，称为累积 Meta 分析。该类型的 Meta 分析可以反映研究结果的动态变化趋势及新纳入研究对结果的影响，并有助于尽早发现有统计学意义的措施或关联。目前可进行累积 Meta 分析的软件有 Stata、SAS、SPSS、CMA、Meta-analyst、WinBUGS/OpenBUGS 等。

6. 间接比较 Meta 分析

间接比较 Meta 分析是用于比较两种干预措施 A 与干预措施 B 的效果，当前没有或很少有两者直接比较的原始研究，但有两者分别与干预措施 C 做比较的原始研究，此时可以将 C 作为公共比较组，借助间接比较的方法获得 A 和 B 的相对效果。目前可实现间接比较 Meta 分析的软件有 WinBUGS/OpenBUGS、Stata、R、SAS、SPSS 等。

7. 网状 Meta 分析

在临床实践中，若有一系列的药物可以治疗某种疾病，但 RCT 均是药物与安慰剂的对照，而药物相互之间进行比较的 RCT 没有或很少，此时可将间接比较和直接比较的证据进行合并，此为网状 Meta 分析。目前可进行网状 Meta 分析的软件有 WinBUGS/OpenBUGS、Stata、R、SAS 等。

近年来，方法学的不断发展及循证实践的实际需求，又出现了许多 Meta 分析的新类型，如剂量反应关系的 Meta 分析、不良反应的 Meta 分析、成本效果 / 效用 / 效益的 Meta 分析、患者报告结局的 Meta 分析、全基因组关联研究的 Meta 分析、Meta 分析的汇总分析等。

二、RevMan 软件的应用实例

（一）软件的下载与安装

Cochrane 协作网提供该免费软件的下载，用户也可通过搜索引擎从其他网站上免费下载。本章以 RevMan 5.3 版本为例，介绍该软件的基本使用方法。双击已下载的软件，点击"Next"，选择"I accept the agreement"，再点击"Next"，选择保存路径，点击 3 次"Next"，即可完成安装。随后桌面上会出现该软件的快捷方式图标，双击快捷方式图标，即打开该软件。

（二）RevMan 软件的进入

打开 RevMan 5.3，见图 4-6，此时出现的 5 个选项，点击第一个选项"Go to my

review”，进入存储在Cochrane图书馆中的系统评价；点击第二个选项“Open a review from a file”；第三个选项为“Use the tutorial”；第四个选项为“View help”；第五个选项为“Read the handbook ”。底部的下拉菜单有三个选项：“Welcome screen ”“Go to My Reviews”“Nothing”，这些选项可以设置下次直接打开软件时显示的界面。比如，选择“Nothing”，即下次打开软件后不会出现该对话框。

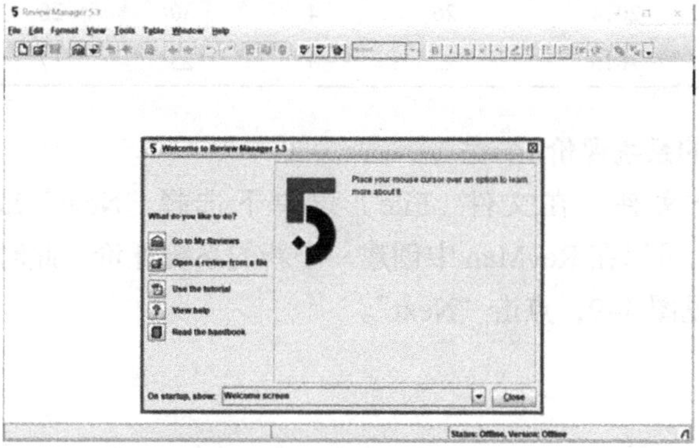

图 4–6　RevMan 5.3 界面

如果选择第一个选项“Go to my reviews”，点击“Next”后，到达服务器连接向导的界面，见图4–7。由于所有的Cochrane系统评价都保存在协作组的网上数据库Archie中，因此当注册成为某个Cochrane系统评价小组成员时，会获得登录Archie的账户。

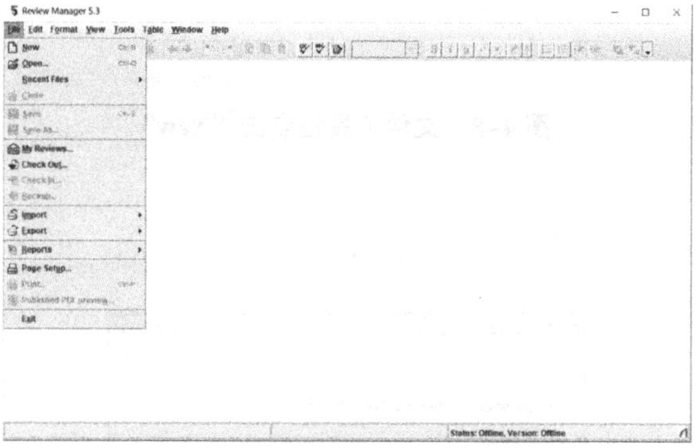

图 4–7　服务器连接向导界面

（三）数据的建立

现通过一个实例数据演示，数据如何在RevMan中建立，该实例数据摘自文献《电针治疗糖尿病周围神经病变临床研究的Meta分析》（例1），见表4–6。

表 4-6　电针治疗糖尿病周围神经病变的纳入 RCT 基本特征

研究编号	作者	发表时间（年）	试验组（例数）			对照组（例数）		
			有效	无效	总人数	有效	无效	总人数
1	何乐中	2009	26	5	31	19	12	31
2	张红智	2010	78	18	96	41	57	98
3	叶翔	2014	26	4	30	20	10	30
4	杨晓瑞	2015	22	3	25	17	8	25

1. 创建一个新的系统评价

（1）新建一个文件　在文件（File）菜单下选择“New”或点击工具栏上的“New”，见图 4-8，可以在 RevMan 中创建一个新的系统评价。此时出现“New Review Wizard”对话框，见图 4-9，点击“Next”。

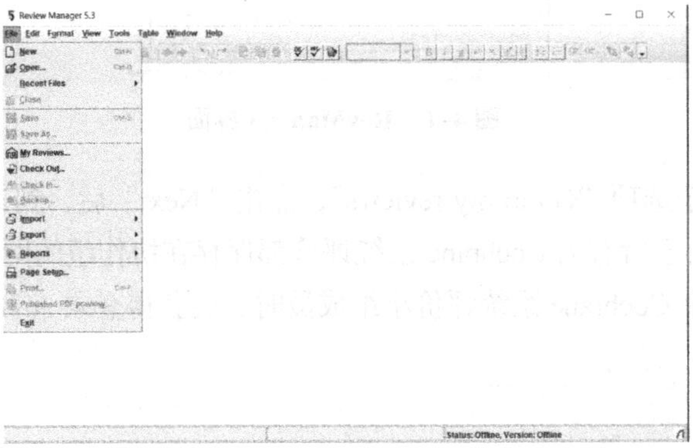

图 4-8　文件工具栏点击“New”

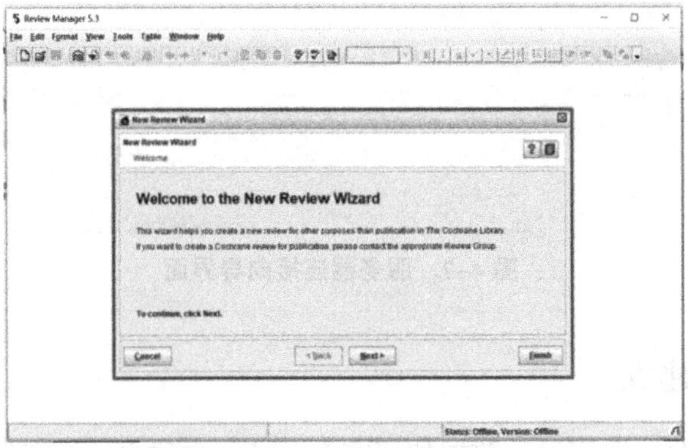

图 4-9　“New Review Wizard”对话框

（2）选择系统评价的类型　点击“Next”后，见图 4-10，根据研究的不同，选择对应的系统评价类型。在“Type of Review”中有 5 种类型的系统评价。

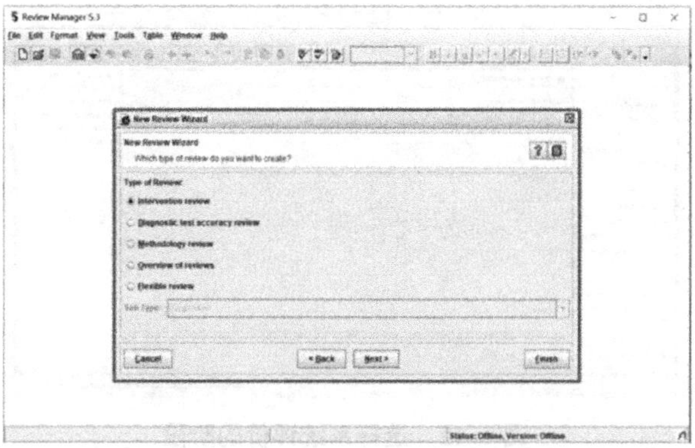

图 4–10 “Type of Review”中有 5 种类型的系统评价

例 1 为针对 RCT 的系统评价，故选择“Intervention review”，并点击“Next”。

（3）命名系统评价　给系统评价拟标题时，共有 4 种形式可供选择，见图 4–11。

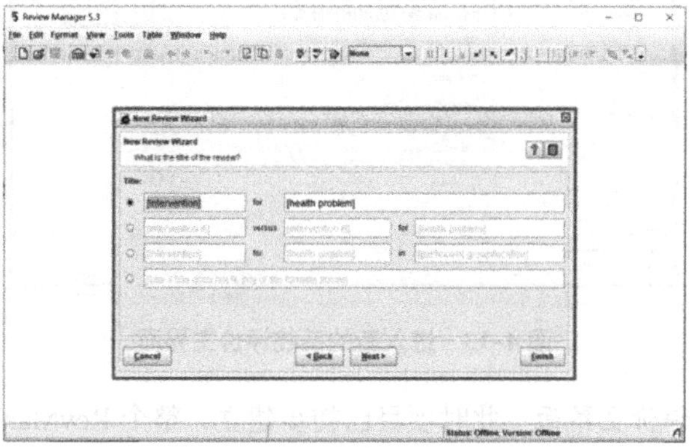

图 4–11　命名系统评价

在例 1 中，根据系统评价类型选择第一种形式，输入标题后，点击“Next”。

（4）选择系统评价的阶段　点击“Next”后，进入“Stage”对话框，选择系统评价的阶段，见图 4–12。

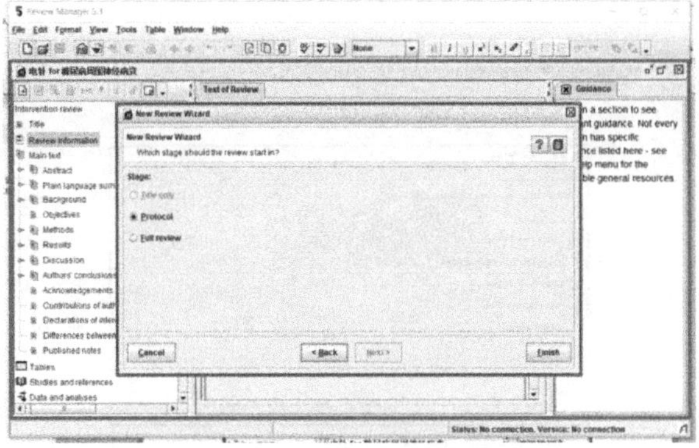

图 4-12　选择系统评价的阶段

上述操作完成后，点击“Finish”完成项目的建立后，进入刚刚建立的新系统评价的主界面，见图 4-13。

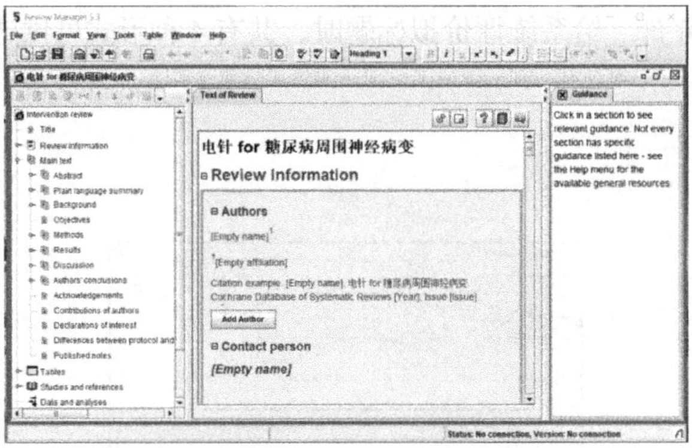

图 4-13　进入新的系统评价主界面

（5）进入系统评价主界面　此时项目已初步建立，整个 RevMan 的界面分成树形目录区和主体区两大块，左边为大纲面板（outline pane），可看到像目录一样的树形结构，显示系统评价的大纲。右边为内容面板（content pane），显示系统评价中的所有文本、表格、图像等信息，与大纲面板中的目录互相对应。

系统评价由 6 部分构成，见图 4-14，点击标题旁边的钥匙状图标后，可以展开出现很多子目录。6 部分构成如下：①标题（title）。②回顾信息（review information），包括作者、联系人、时间、更新等基本信息。③正文（main text），包括系统评价的结构框架和格式要求。④图表（Tables），RevMan 中数据处理的核心部分。⑤研究和参考文献（studies and references），如纳入 Meta 分析中的研究和其他的参考文献。⑥支持来源（sources of support），如资金来源、读者反馈及附录等。

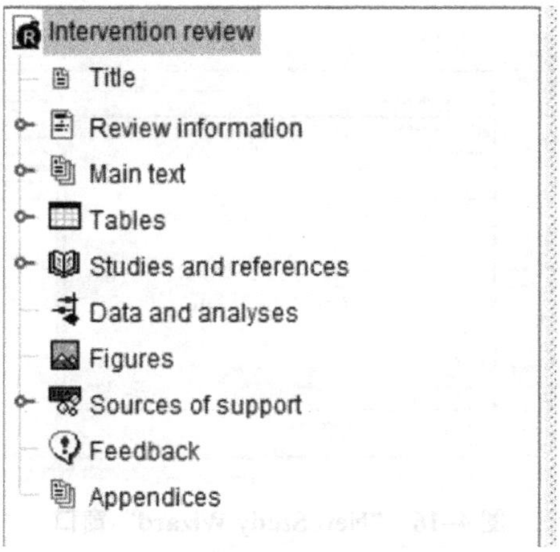

图 4-14 系统评价组成部分

2. 添加纳入的研究

（1）加入新的研究 若用户仅是利用该软件来进行Meta分析，可按照以下步骤进行：展开“Studies and references”分支及下级分支“References to studies”；选中“References to studies”的下级分支“Included studies”，点击右键，单击出现的菜单第一项“Add Study”，如图 4-15，出现如图 4-16 所示的“New Study Wizard”窗口。在“Study ID”中输入纳入研究的名称，通常由“第一作者姓名+发表年份”构成，如“He Lezhong 2009”。这一步很关键，因为纳入研究以后才能在“Data and analyses”中录入数据。点击“Finish”即可完成该研究的添加，如需添加该研究的详细特征信息，可点击“Next”。重复刚才的过程，继续添加“Zhang Hongzhi 2010”“Ye Xiang 2014”“Yang Xiaorui 2015”3个原始研究。

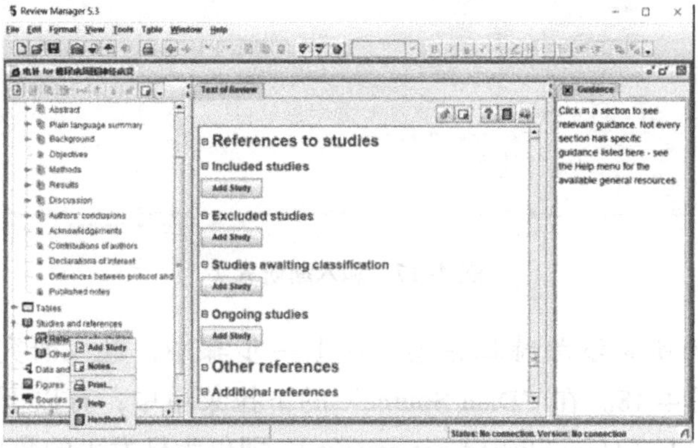

图 4-15 加入新的研究

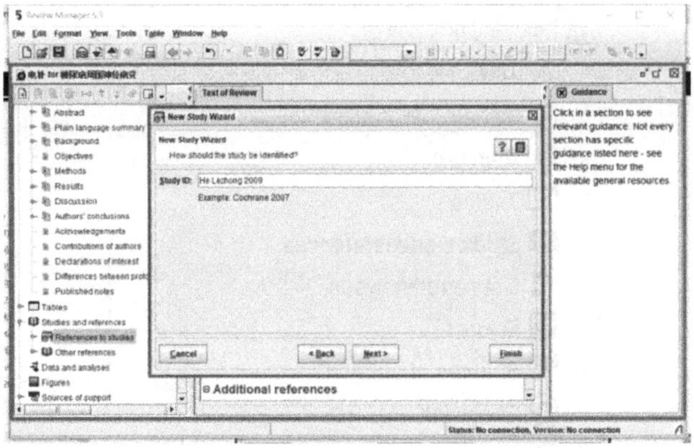

图 4–16 “New Study Wizard”窗口

加入新研究也可按照另一方法，即在左边的大纲面板中，点击“Tables”旁边的钥匙状图标，展开3个子目录，分别为“Characteristics of studies”“Summary of finding tables”“Addition tables”，点击“Characteristics of studies”旁边的图标，随即展开4个子标题，分别为“Characteristics of included studies”“Characteristics of excluded studies”“Characteristics of studies awaiting classification”“Characteristics of ongoing studies”。右键单击“Characteristics of included studies”，点击第一项“Add Study”或者右边内容面板中“Characteristics of included studies”标题下方的“Add Study”按钮，见图 4–17，出现“New Study Wizard”窗口。按照上面的操作继续完成。

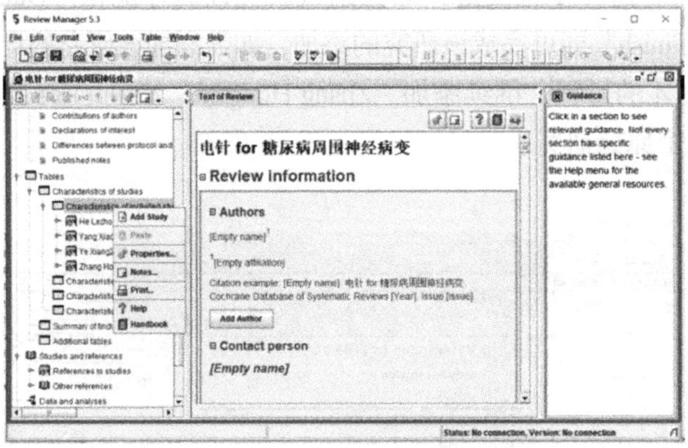

图 4–17 加入新研究 2

（2）对加入的研究添加特征信息 在上一步骤中，输入研究名称后如果点击“Next”，将出现图 4–18。在“Data Source”的下拉菜单中，有以下 4 种方式供选择：① Published data only（Unpublished not sought），即仅为已发表的数据（未查找未发表的数据）。② Published and unpublished data，即已发表和未发表的数据。③ Unpublished data only，即仅为未发表的数据。④ Published data only（Unpublished sought but not used），即仅为已发表的数据（查找了未发表的数据但未使用）。

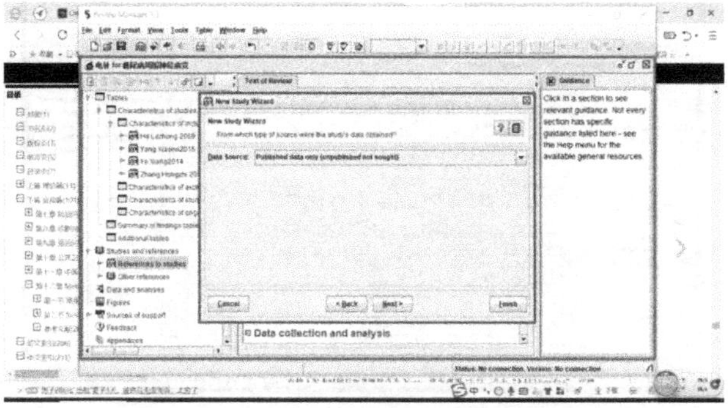

图 4–18 对加入的研究添加特征信息

点击“Next”，继续添加研究的其他特征信息，或者点击“Finish”完成添加。如果点击了“Next”，在“Year”一栏中填入研究的发表时间，如本例中的“2008”。在输入发表时间后如果继续点击“Next”，点击“Add Identifier”，可增加研究的识别码，共有以下 4 种选择：① ISRCTN，即来源于国际标准随机对照试验号注册库的识别码。② DOI，即数字对象唯一标识符。③ Clinical Trials.gov，即来源于临床试验信息网站的识别码。④ Other，即其他类型的识别码。

点击“Next”继续添加，或者点击“Finish”完成添加。如果点击“Next”，则出现以下 3 个选项：①选择选项“Nothing”，点击“Finish”，则关闭此窗口，添加完成。② Add a reference for the new study，即为该新研究添加一个参考文献。选择此选项，点击“Continue”，则继续完成有关参考文献的信息。③ Add another study in the same section，即添加另一个研究。选择此选项后，点击“Continue”，继续添加下一个拟纳入的研究。

（3）偏倚风险评估表 输完 4 个研究后，点击“Characteristics of included studies”旁边的钥匙状图标，可以看到刚刚输入的 4 个研究名称，见图 4–19。展开每个研究，点击研究下方的“Risk of bias table”即可对应进入到右侧，依次选择各项的风险偏倚程度并填写判定理由，见图 4–20。填写时需注意：如果选择“Unclear risk”，必须在后方输入理由，否则在偏倚风险图中，所有的“Unclear risk”全部不会有颜色显示，只有输入内容才会显示黄色。

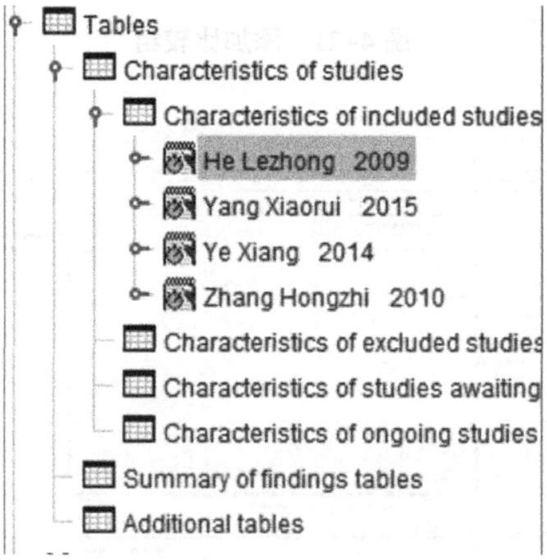

图 4–19 偏倚风险评估研究列表

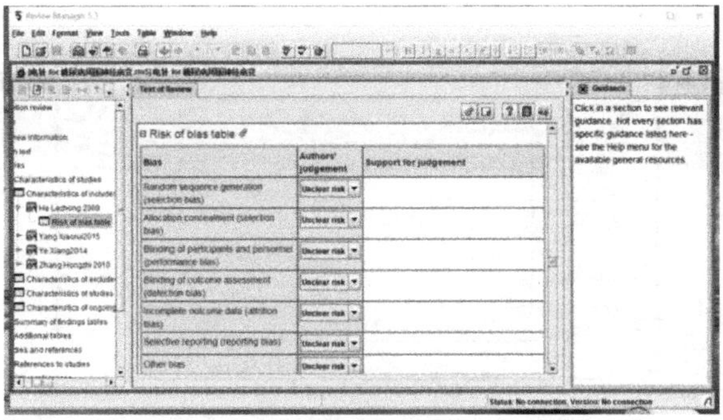

图 4–20 填写判定理由

3. 建立数据表格

（1）添加比较组

1）添加新的比较组别并命名：在例 1 中，作者的目的是比较电针和常规治疗法对糖尿病周围病变的疗效，结局是“有效”。在图 4–21 中，右键单击“Data and analyses”，在弹出菜单中选择“Add Comparison”，或者在右边内容面板中点击“Data and analyses”标题下方“Add Comparison”，弹出“New Comparison Wizard”向导窗口，见图 4–22。在“Name”一栏中填入“电针 VS 常规治疗”，点击“Finish”完成，或者点击“Next”补充信息。

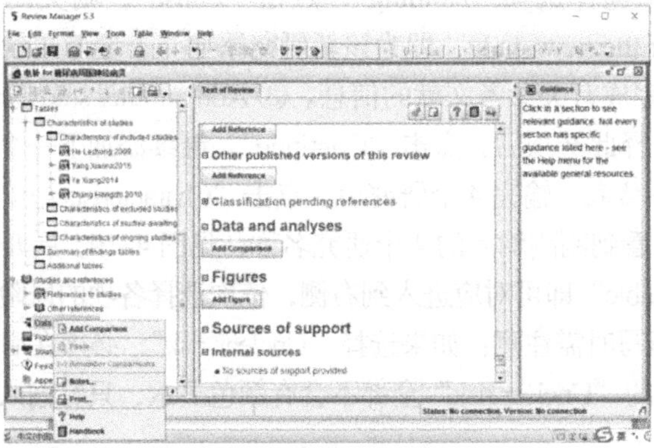

图 4–21 添加比较组

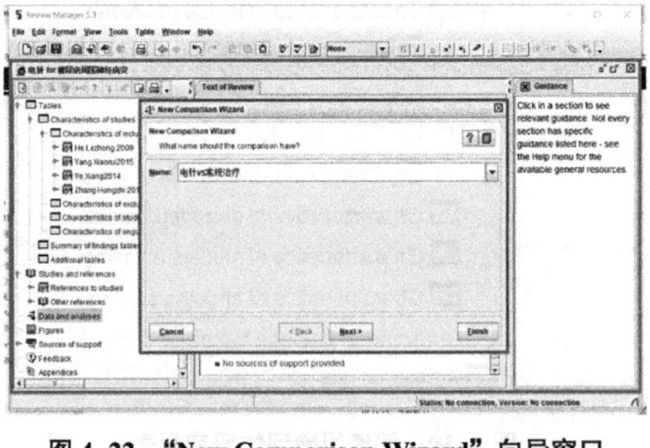

图 4–22 “New Comparison Wizard”向导窗口

2）进一步完善比较组信息：上一步骤如果点击“Next”，会出现以下 3 个选项，见图 4–23。步骤如下：① Noting，为默认选项，点击“Finish”即关闭该窗口。② Add an outcome under the new comparison，即添加一个结局指标，选择此选项后，点击“Next”继续。③ Add another comparison，即添加另一个比较组，选择此选项后，点击“Next”继续。由于例 1 数据只有一个比较组，不需继续添加。

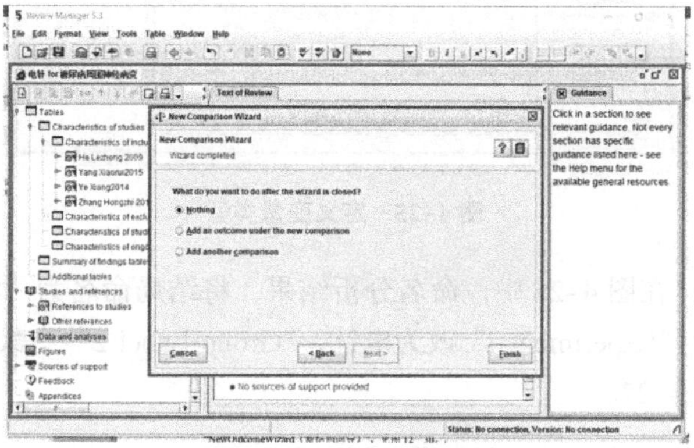

图 4–23 完善比较组信息

此时，图 4–24 的“Data and analyses”可展开，出现刚才添加的比较组“1 电针 VS 常规治疗”，文字左边有个天平图标。

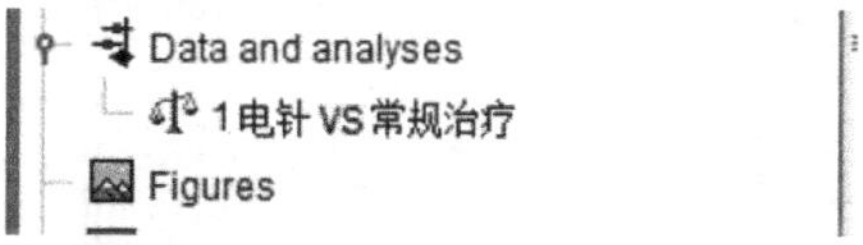

图 4–24 “Data and analyses”展开

（2）添加结局指标

1）定义变量类型：展开“Data and analyses”分支，选择下级分支“1 电针 VS 常规治疗”，再单击右键，点击“Add Outcome”，出现“New Outcome Wizard”对话框，见图 4–25，在该对话框中，使用者根据分析数据选择相应的数据类型：① Dichotomous，即二分类变量。② Continuous，即连续性变量。③ O–E and Variance，即期望方差法。④ Generic Inverse Variance，即一般倒方差法。⑤ Other Data，即其他数据类型。

在例 1 中，选择“Dichotomous”，点击“Next”，出现“New Outcome Wizard”对话框，准备为结局命名，见图 4–25。

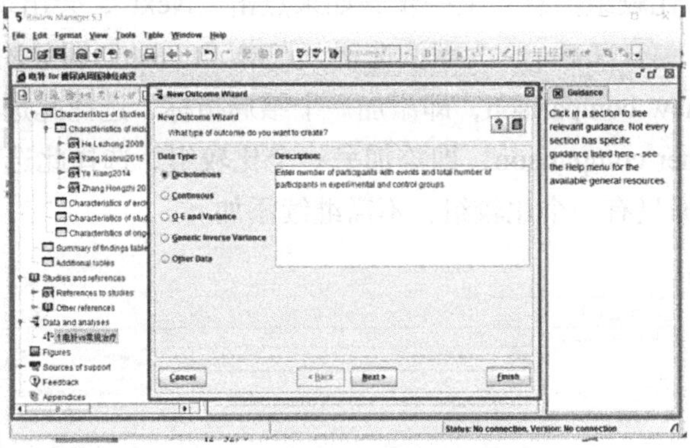

图 4–25　定义变量类型

2）命名结局：在图 4–26 中，命名分析结果，将结局命名为“治疗效果”“Group Label 1”中默认的“Experimental”改为电针，“Group Label 2”中默认的“Control”改为常规治疗，见图 4–27。

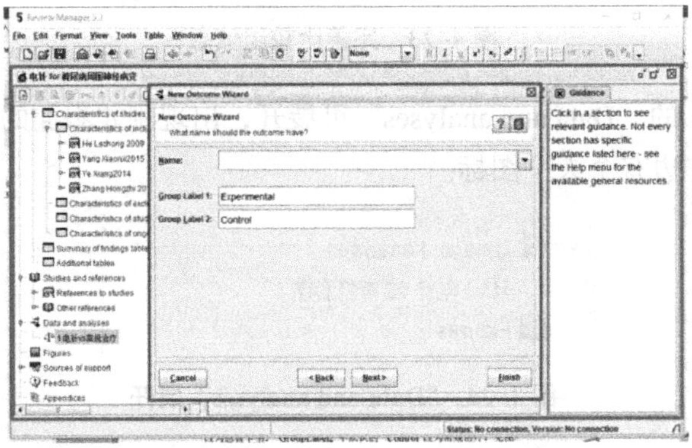

图 4–26　“Group Label 1”命名修改

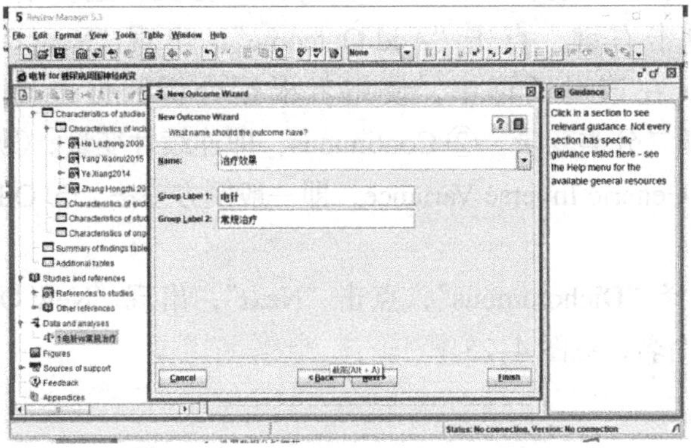

图 4–27　“Group Label 2”命名修改

3）设置统计学方法和效应测量 2 指标：点击“Next”后，可见图 4–28。此处可以选择“Statistical Method”“Analysis Model”“Effect Measure”，用户此时可以先按照默认的选项进行操作。

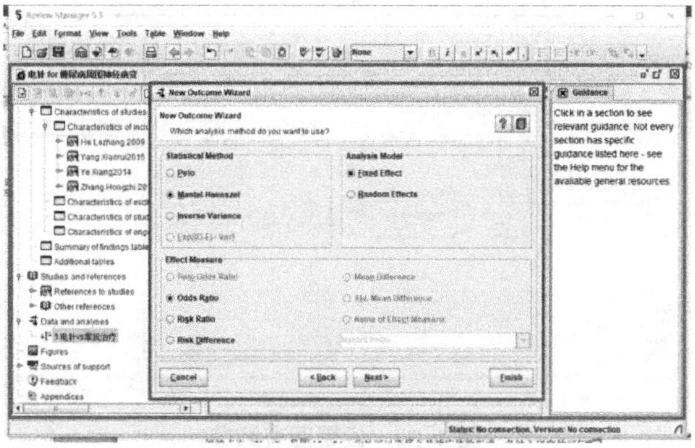

图 4–28 设置统计学方法和效应测量 2 指标

4）设置数据分析细节：继续点击“Next”，见图 4–29，此处可以选择合并效应值的形式、各纳入研究的可信区间和总合并效应值的可信区间。

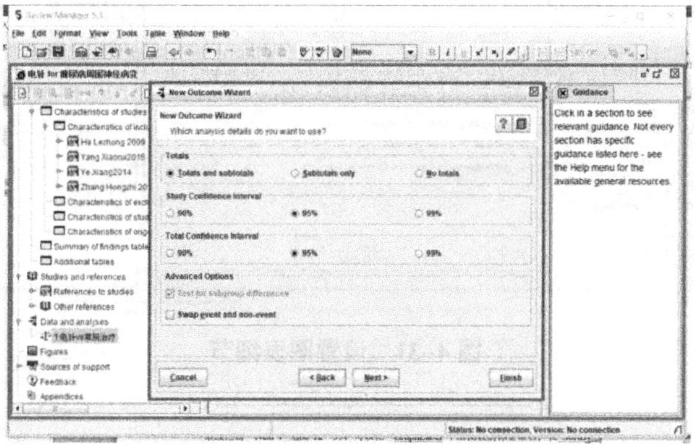

图 4–29 设置数据分析细节

5）设置图表细节：继续点击“Next”，可以在“Graph Label”中给图表的标签命名；在“Sort By”中改变纳入研究的排序；在“Scale”中调整数据显示范围。将例 1 两个比较组用中文命名后，见图 4–30，命名结束后，点击“Finish”，完成该结局指标的添加，或点击“Next”完善结局指标信息，见图 4–31。对话框中有 5 个选项：①“Nothing”，点击“Finish”后即关闭对话框。②“Edit the new outcome”，此为默认选项，点击“Finish”后即进一步编辑这个新的结局。③“Add a subgroup for the new outcome”，点击“Finish”后即添加关于这个结局的亚组。④“Add study data for the new outcome”，点击“Finish”后即为这个结局添加研究数据。⑤“Add another outcome for the same comparison”，点击“Finish”后即在同一个比较组中添加另一个新的结局。本例中选择“Nothing”，点击“Finish”关闭该对话框。

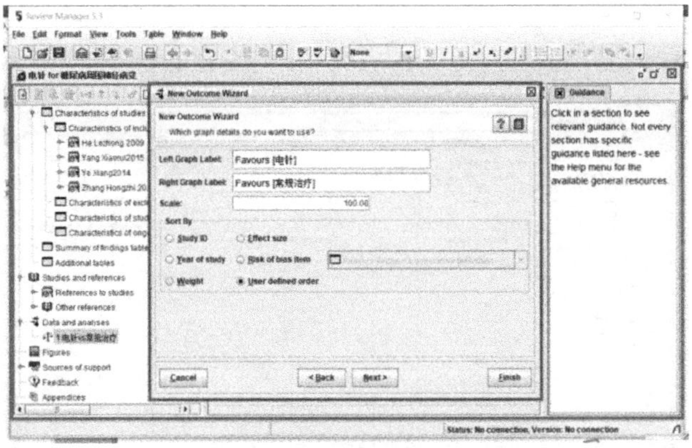

图 4-30　设置图表细节

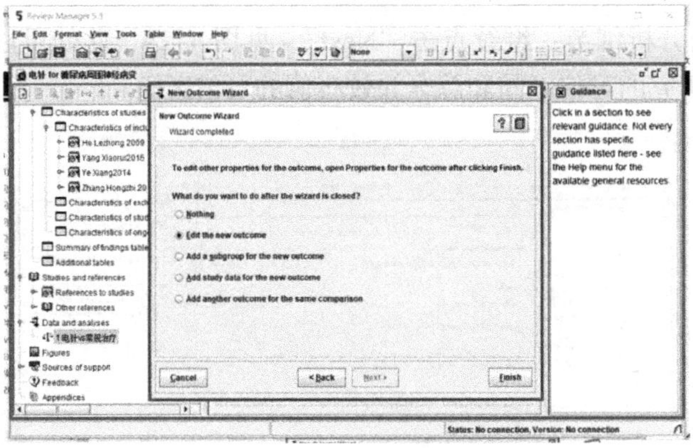

图 4-31　设置图表细节

（3）添加纳入研究数据　目录栏结局指标“治疗效果”左侧有一个图标，表示此数据类型为二分类变量，单击鼠标右键，在弹出菜单中选择第二项“Add Study Data”，见图 4-32，弹出“New Study Data Wizard”窗口，见图 4-33。将“Included Studies”框中的文献都选中后点击“Finish”，见图 4-34。

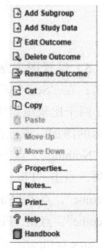

图 4-32 “Add Study Data”窗口

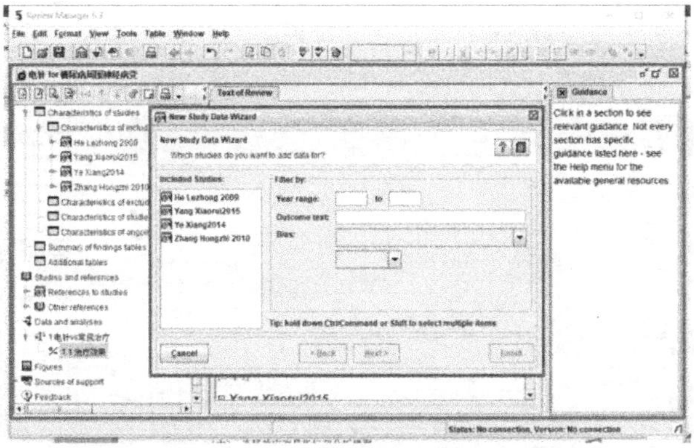

图 4–33 “New Study Data Wizard”窗口

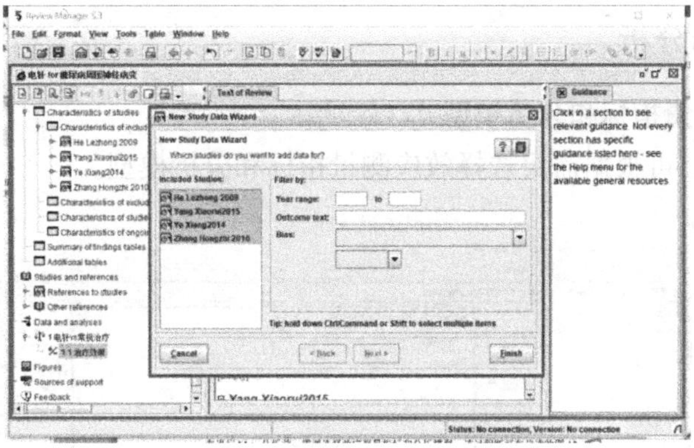

图 4–34 “Included Studies”框

4. 输入分析的数据

在表格中进行数据录入，输入 4 个研究数据，见图 4–35 和图 4–36，即电针组和常规治疗组的“Events”（发生结局人数，例 1 为有效人数）和“Total”（样本量）。当数据输入完毕并检查无误后，可先进行存盘，以防数据丢失。此时可以发现，右边已经即时显示出森林图。

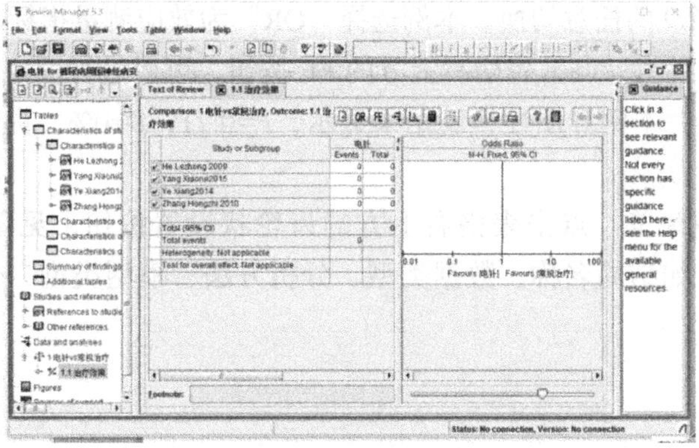

图 4–35 数据录入

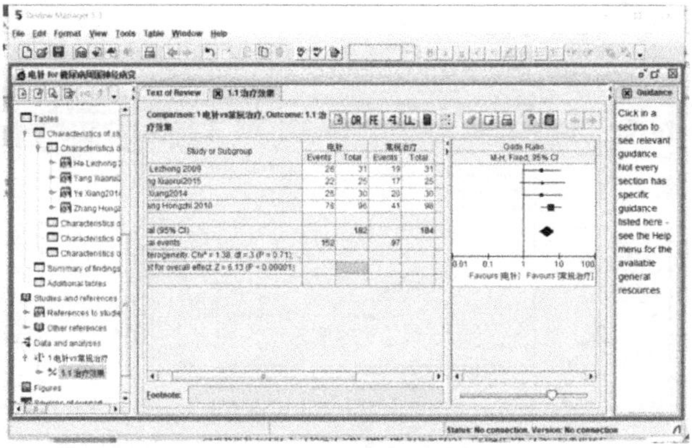

图 4-36　数据录入

（四）数据的分析

1. 选择效应测量指标和分析模型

在图 4-37 中，可根据需要选择效应测量指标和分析模型。

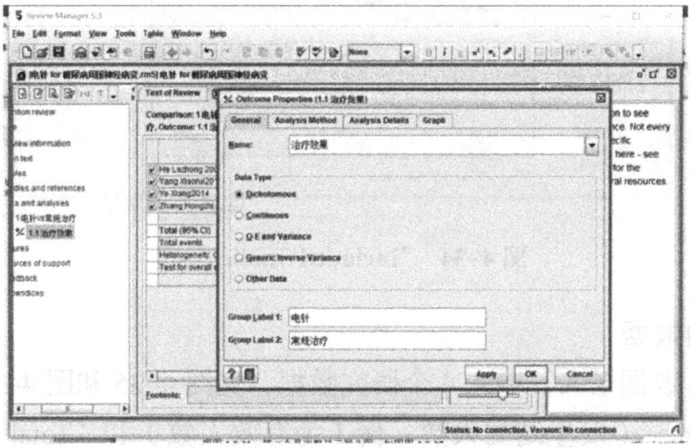

图 4-37　选择效应测量指标和分析模型

（1）选择效应测量指标　点击表格右上方的"OR"按钮，计数资料的 Meta 分析可以进行 *OR*、*RR*、*RD* 的任意切换。本例选择"OR"为效应测量指标。

（2）选择分析模型　点击表格右上方的 FE 按钮，可以进行固定效应模型和随机效应模型的任意切换。本例异质性检验结果显示，P=0.71，I^2=0%，提示无异质性，故选择固定效应模型。

（3）设置更多细节　点击表格右上方的齿轮状设置按钮，见图 4-38，可以更改或调整更多信息，如结局名称、数据类型、分析方法、模型类型、效应测量指标、图形等。

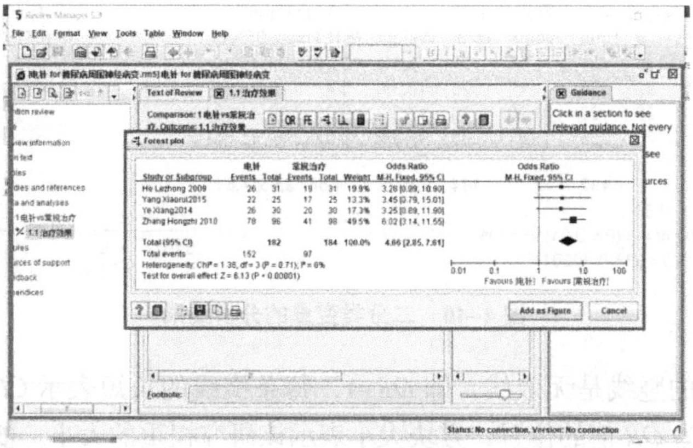

图 4–38　细节设置

2. 森林图和漏斗图

在图 4–36 中，可以点击界面右上角的森林图和漏斗图按钮；第一个图标显示完整的森林图，见图 4–38；第二个是完整显示漏斗图，见图 4–39。点击“保存”按钮可以进行相应图形的保存。森林图的标尺可以通过图的 Scal 设置，也可以拖动森林图下方的滑尺进行调整。

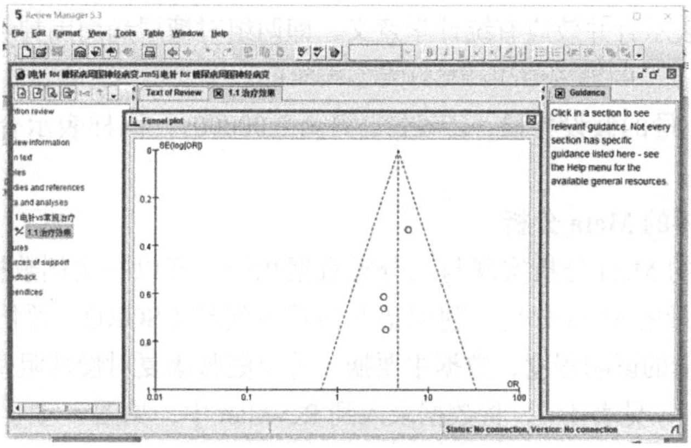

图 4–39　完整显示漏斗图

3. 二分类变量的分析结果

上述实例《电针治疗糖尿病周围神经病变临床研究的 Meta 分析》的数据为二分类变量，以此为例，进行二分类变量的 Meta 分析结果分析如下。

（1）在图 4–40 中，上面部分为纳入 4 个研究的描述，左侧第 2 列至第 5 列为 4 个独立研究的试验组和对照组的发生某事件的例数和总样本量，左侧第 6 列至第 7 列为每个研究的单个效应量和 95%*CI*。“weight”表示每个研究的权重。4 个研究的 *OR* 值 95%*CI* 均未包含 1，即有统计学意义，认为两种方法在治疗糖尿病周围神经病变方面有统计学差异。

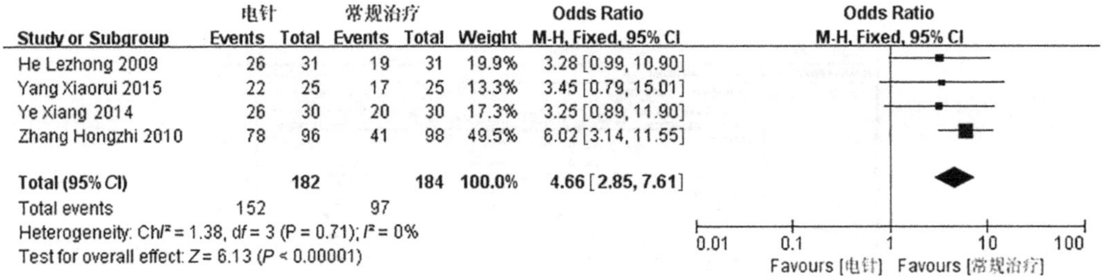

图 4-40 二分类变量的分析结果

（2）森林图的竖线是无效线，即 OR=1，每条横线的长短表示 CI 的范围大小，横线中间的小方块为 OR 值的位置，方块大小表示该研究权重的大小。横线如果跨越无效线表示研究结果无统计学意义，横线落在无效线的左侧或右侧表示该研究结果有统计学意义，由图可见 4 个研究均有统计学意义。

（3）图底部为 Meta 分析的结果。

1）异质性检验 χ^2、P 值及 I^2 值：本例 χ^2=1.38、P=0.71、I^2=0，纳入的研究间异质性较小，因此选用的固定效应模型。

2）用菱形表示合并效应量 $OR_{合并}$：本例 $OR_{合并}$=4.66。

3）合并效应量 $OR_{合并}$的 95%CI：$OR_{合并}$95%CI 为 2.85 ～ 7.61，由图中可见菱形在无效线的右侧，表示合并效应有统计学意义，即两组对糖尿病周围神经病变的效果存在统计学差异。

4）合并效应量的假设检验：Z=6.13，$P < 0.000001$，同样表示合并效应量有统计学意义。

4. 连续型资料的 Meta 分析

连续型数据的 Meta 分析实现与二分类数据相同。现以一实例数据演示在 RevMan 中进行连续型变量的 Meta 分析，利用圣乔治呼吸问卷（SGRQ）评估慢性阻塞性肺疾病对患者生活质量的影响程度，数据主要摘自《家庭肺康复对慢性阻塞性肺疾病患者的干预效果》（例 2），见表 4-7，将数据录入到 RevMan 中，见图 4-41。

表 4-7 家庭肺康复对慢性阻塞性肺疾病患者 SGRQ 总分得分的效果评价

研究编号	作者	发表时间（年）	试验组			对照组		
			平均数	标准差	总人数	平均数	标准差	总人数
1	阿金希人	2011	37	13	16	47	16	16
2	博克索尔	2005	50.7	11.8	23	59.6	13.3	23
3	朱莉安娜	2014	46	12	23	65.6	10.6	18
4	曼	2004	49.3	15.3	18	66.2	13.6	16

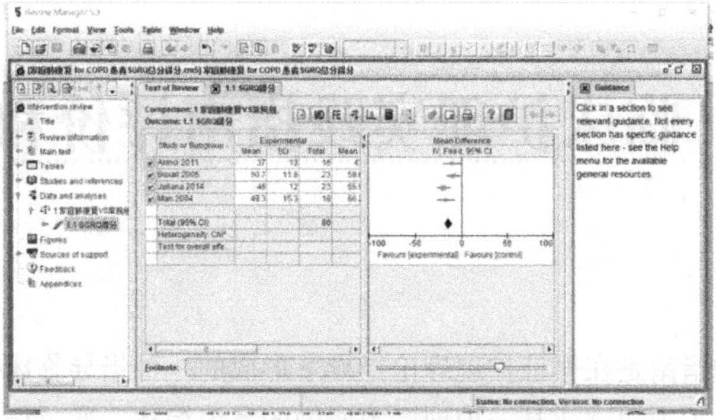

图 4-41　将数据录入到 RevMan 中

（1）在图 4-42 中，左侧第 2 列至第 7 列为 4 个独立研究的试验组和对照组的均数、标准差和总样本量，左侧第 8 至第 9 列为 4 个独立研究的标准化均数差的固定效应模型加权均数差值及 95%*CI* 的计算结果。

	实验组			对照组				Mean Difference
Study or Subgroup	Mean	SD	Total	Mean	SD	Total	Weight	IV, Fixed, 95% CI
Akinci 2011	37	13	16	47	16	16	16.3%	−10.00 [−20.10, 0.10]
Boxall 2005	50.7	11.8	23	59.6	13.3	23	31.5%	−8.90 [−16.17, −1.63]
Juliana 2014	46	12	23	65.6	10.6	18	34.6%	−19.60 [−26.53, −12.67]
Man 2004	49.3	15.3	18	66.2	13.6	16	17.6%	−16.90 [−26.61, −7.19]
Total (95% *CI*)			80			73	100.0%	−14.19 [−18.27, −10.11]

Heterogeneity: $Chi^2 = 5.34$, $df = 3$ ($P = 0.15$); $I^2 = 44\%$
Test for overall effect: $Z = 6.82$ ($P < 0.00001$)

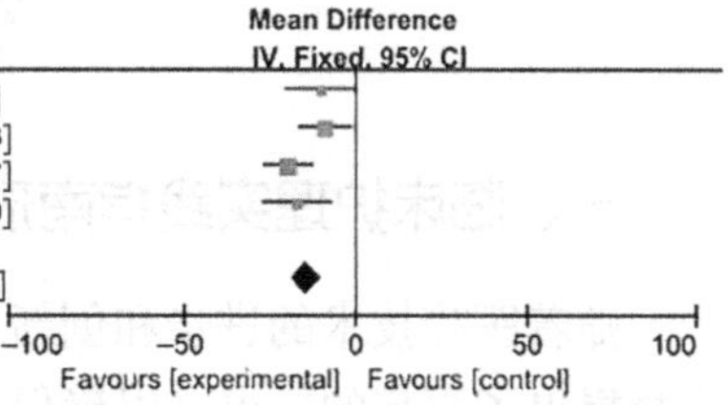

图 4-42　分析结果

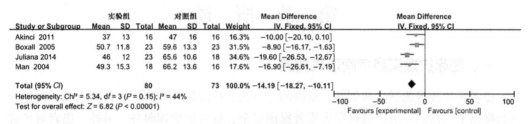

（2）在图 4-42 中，右侧为森林图，竖线为无效线，即 *MD*=0，每条横线的长短表示 *CI* 的范围大小，横线中间的小方块为 *MD* 值的位置，横线如果跨越无效线表示研究结果无统计学意义。

（3）图的底部为 Meta 分析的结果。

1）异质性检验 χ^2、*P* 值及 I^2 值：本例 χ^2=5.34、*P*=0.15、I^2=44%，纳入的研究间异质性较小，因此选用的固定效应模型。

2）用菱形表示合并效应量 $MD_{合并}$：在例 2 中 $MD_{合并}$=−14.19。

3）合并效应量 $MD_{合并}$的 95%*CI*：$MD_{合并}$ 95%*CI* 为 −18.27 ～ −10.11，不包含 0，图中可见，菱形在无效线的左侧，表示合并效应有统计学意义，即两组对 COPD 患者 SGRQ 总分得分的影响存在统计学差异。

操作结束后，可以通过菜单栏中的保存按钮或点击“File”选择“Save”将创建的系统评价文件保存在电脑中，获得的 Meta 分析结果如森林图、漏斗图也可以保存以供随时查看。本章主要介绍使用 RevMan 软件中的计算模块进行 Meta 分析，其生成的森林图和漏斗图均可以复制粘贴至 Word 文档中用于投稿。该软件的特点是免费下载、使用简单，其功能也在不断完善之中。限于篇幅，本章仅通过两个实例介绍了干预系统评价的 Meta 分析，其他类型的 Meta 分析如诊断性试验的系统评价、方法学评价和系统评价的再评价，感兴趣者可参照软件自带的指导和帮助文件进行学习。

第五章 临床护理实践指南评价和应用

临床护理实践指南是在循证护理理论指导下形成的一种指导临床护理实践的陈述或建议。它是对某一护理问题或某一护理措施所做的系统综述，通过循证评价形成对某一问题或措施的明确、清晰、有依据的推荐意见，连接循证护理与临床护理实践，具有较高的应用价值。本章重点介绍了临床护理实践指南概述、临床护理实践指南制定及其特征、临床护理实践指南评价、临床护理实践指南应用。

第一节 概 述

一、临床护理实践指南形成背景

随着医疗技术的进步和创新，新的治疗方法、护理技术和医疗设备的出现，对护理人员提出了更高的要求，以确保为患者提供安全、有效的护理服务。另外，患者对护理服务的需求也日益多样化，护理人员需要明确的指导。在护理实践中，由于护理人员数量不足、护理质量参差不齐等问题，导致护理服务质量难以得到保障。因此，制定一套全面、实用的临床护理实践指南，对于规范护理行为、提高护理质量、保障患者安全具有重要意义。

二、临床护理实践指南概念

1990 年，美国医学研究所第一次提出了临床实践指南的定义，即针对特定的临床情境，由国内外相关领域的多学科专家系统制定，帮助医护人员和患者做出恰当处理的指导意见，目的是明确关于某一临床疾病、症状或人群的预防、诊断、筛选，制定护理措施，以提高临床工作的质量并减少医疗护理费用。2011 年，美国医学研究所在其发布的权威报告对指南的定义进行了更新，即临床实践指南是针对患者的特定临床问题，基于系统评价形成的证据，并对各种备选干预方式进行全面的利弊平衡分析后提出的最优指导意见。

三、临床护理实践指南分类

临床护理实践指南一般分为护理准则、护理共识、以证据为基础的护理指南、以证据为基础并具损益分析的护理指南。

（一）护理准则

护理准则（nursing protocol，NP）指针对一些变异小的、特定领域的护理学问题给予指导，如涉及法律问题的医学护理学问题或涉及高危领域的医学护理学问题等。

（二）护理共识

护理共识（nursing consensus-based guideline，NCBG）指以相关专家意见为基础而制定的指南。这类指南成形迅速，内容简单，但是由于结论仅构建于专家意见之上，因此客观性较差。临床护理人员经常遇到的“护理标准”或“护理常规”，是指针对某一特定情境，所有专业人员应遵循的程序和原则，可以归入该类指南，以专家意见或传统做法为构建基础。随着现代护理学的发展，这类指南的弊端越显突出，造成偏倚结论的可能性也越大。

（三）以证据为基础的护理指南

以证据为基础的护理指南（nursing evidence-based guideline，NEBG）的制定是系统地收集证据，科学地评价证据，完整地描述证据，并对研究结果进行定量合成或定性描述，最后形成指导临床工作的推荐意见。此类指南是经大量实证科学分析而成，临床指导意义较大，目前被广泛应用。本章临床实践指南均以证据为基础的临床实践指南。

（四）以证据为基础并具损益分析的护理指南

以证据为基础并具损益分析的护理指南（nursing explicit evidence-based guideline，NEEG），是在以证据为基础的指南上增加了成本效益剖析。制定该类指南所需信息量大，周期长，但对临床工作的指导意义重大。以证据为基础（并具损益分析）的临床实践指南能为临床护理人员的实践活动提供科学有效的指导，涵盖内容广泛，形式灵活。

四、临床护理实践指南意义

临床护理实践指南作为临床护理工作的指导文件，其制定是以循证护理学为基础，由政府机构或学术组织负责撰写，将规范化护理与个体化护理相结合，促进了合理、公平、有效的医疗资源使用，对提高临床护理实践水平具有积极的实践意义和临床应用价值。

（一）规范临床护理工作

由于临床护理实践指南以正式医疗文件形式在各医疗机构中传播，因此可对临床护理行为起到一定的规范作用，减少了不同医疗机构和不同护理人员之间由于层次和素质的不同而造成的护理质量差异。

（二）提高临床护理质量

护理科研的目的是提高临床护理质量，使患者受益。临床护理实践指南的制定以循证护理为基础，集合了最新、最佳临床护理证据，并参考专家意见而完成。临床护理实践指南可以为临床护理人员针对某一临床问题提出清晰明确的处理建议，有助于临床护理质量的提高，促进护理学科的发展。

（三）提高临床护理人员专业水平

临床护理实践指南集合了针对某一临床问题的所有相关研究，在进行质量评价的前提下，对相关研究的结论进行了总结和系统评价，并且不断更新，可以帮助临床护理人员对某一领域的知识有一个全面的认识，并紧跟护理学科的发展，不断提升自身专业技能。

（四）减少患者护理费用

以证据为基础并具损益分析指南的形成，经过了卫生经济学的成本效果分析，因此能够指导临床护理人员在面临多个效果基本相同的护理措施时，选择成本最小的措施，达到为患者节约费用进而节约医疗卫生资源的目的。

第二节　临床护理实践指南制定及特征

一、临床护理实践指南制定

临床护理实践指南的制定应遵循循证实践的一般要求，是近年来规范医疗护理服务、加强护理质量管理、控制医疗护理费用的最佳路径。其需要政府部门根据实际需要给予相应的支持，通过专业学会成立专门的工作组，经过确立主题、成立工作组、收集和评价证据、形成指南、传播与实施、周期性回顾和更新等完成指南的制定。

（一）确立主题

确立主题是制定指南早期的重要步骤，帮助指南小组明确需要解决的临床问题并制定策略。其应具备以下特征。

1. 意义明确

主题应具有重要的临床意义，如涉及大量人群的疾病，发病率、患病率或死亡率高的疾病等。确定后，需要制订详细的计划，任何组织或个人都可以向专业学术委员会提交撰写指南的申请书。如成立于1993年的苏格兰学院间指南网（scottish intercollegiate guideline network，SIGN），接受来自个人或组织的撰写指南的申请。根据苏格兰地区疾病谱，SIGN下设6个分委会分别处理相关研究领域的申请，6个分委会为癌症、心血管系统疾病和普通内科、精神疾病和学习障碍、初级卫生管理、外科、妇女和儿童保健。

2. 临床急需

确定主题时，应明确该主题目前没有相关有效的指南可供使用，的确存在可以支持发展以证据为基础的、可以获得的证据。一份指南通常包括了与主题相关的诸多临床问题，构建问题的方法可以参考国际通用的“PICO”模式。一部指南常包括多个“PICO”问题。面对临床问题需逐一对每个专题进行系统的文献检索，并开展系统评价，最后汇总每个专题的系统评价、文献总结，形成该主题的临床实践指南。

3. 可行性强

明确指南主题的实施有一定的可行性，指南推荐的意见可能被潜在用户所接受。因此，指南主题应选择有临床需要、规范且具有发展潜力的研究内容。指南的主题可以针对各种各样的临床情境进行撰写。指南旨在向临床护理人员提供就某一问题的全面信息，但这个“全面”也是相对的。制定指南要耗费大量的时间和经费，主题过大的指南有可能会导致制作过程失控，或者使制定出来的指南不具有临床指导意义。

4. 存在差异

主题应选择临床实践或临床研究结果方面存在较大差异的内容，有一定的深度。

（二）成立工作组

研究人员明确主题后，就要选择合适的人员组建专门的指南工作组开始撰写指南。构成合理、组织有序的工作组是撰写高质量指南的保证，成立工作组时应遵循以下原则。

1. 构建多学科小组

由多学科人员构成，覆盖从预防到结局的整个医疗护理过程。由多个领域人员组成的小组较单一领域的专家小组能更好地撰写指南内容。不同背景的小组成员由于其专业知识构成、阅历和所持卫生保健观的不同，可能提出不同的看法，从而避免所形成的指南存在学科片面性。

2. 需要不同领域的方法学专家参加

指南制定过程中会涉及文献的查阅、评价、综合、形成推荐意见等诸多环节，需信息学专业人员、系统评价方法学家、循证医学方法学家、流行病学家、统计学家等人员的参与，保证指南制定的专业性、正确性。

3. 纳入患者为小组成员

护理学科发展的进程中，患者意愿受到重视。患者的观点与医护人员的观点不同时，指南制定小组可以纳入患者作为小组成员，听取患者的意见，补充医务工作者容易忽略的问题。

4. 考虑潜在的利益冲突

确定工作组成员前必须考虑潜在的利益冲突，所有指南工作者需要声明其利益关系。原则上有重大利益冲突的相关人员将不参加推荐意见制定的相关会议，所有成员的利益声明都将与最终的指南一起公布。

成立工作组以后，一般会选出一名领导者负责各小组成员之间工作的协调，并保证指南撰写工作的有序开展。

（三）收集和评价证据

撰写临床护理实践指南是一个规模较大、涉及专业人员较多、历时较长的系统过程，需要收集所有可能获得的相关证据，并对证据进行严格的质量评价。科研文献的数量巨大，传播的形式多样，如电子数据库、会议论文等。没有可以提供全面完整的资料载体。

1. 证据的种类

一般收集证据的类型可以包括原始研究证据（临床随机对照试验、队列研究、观察性研究和质性研究等）、二次研究证据（临床实践指南、系统评价和Meta分析等）、其他证据（专家共识、专家意见等）。撰写指南时，应根据确定的指南主题选择所要收集资料的主要类型。

2. 证据的目标

一是找到相关主题最全面的证据；二是找到相关主题最好的证据。

（1）*数据来源*　通过护理学及其相关的数据库、指南出版机构的网站等途径进行检索。如果尚未找到相关的系统评价，即可以从各种数据库中开始查找，如NLM、Embase、护理和联合卫生文献累积索引（CINAHL）、中国生物医学文献数据库（CBM）等。

（2）*检索策略*　合理使用主题词、关键词，以“AND”“OR”“NOT”进行组合。首先制定敏感性高的检索策略，使所有相关研究的文献报告能够被查找齐全。然后通过在检索结果中使用二次检索（加设限制条件等方法）、阅读文章题目和摘要等方法，提高查找文献的精准性。

3. 证据的评价

制定循证实践指南过程中重要的步骤是对收集的证据进行评价。指南工作小组应制定文献纳入和排除标准，选用临床护理人员接受的文献质量评价标准清单。由于对证据的评估本质上难以完全排除主观性的影响，因此为确保评价的客观性和准确性，每一篇文献至少应由两名小组成员共同评价，如评价意见出现分歧，则由第三者仲裁解决，以减少错误和偏倚的发生。在对文献的质量进行评价后，还可以对研究结果进行Meta分析或定性描述。

（四）形成指南

指南由两个截然不同的部分组成，一是证据，二是推荐意见。指南制定工作组会根据收集、评价的支持证据的强度来决定推荐意见的等级，最终形成初稿。证据等级并不等同于证据的重要性，一般证据等级越高，说明其观点被更多高质量的证据所支持。等级主要提示，如果证据被实施，其结果出现的可能性较明确。需要指出的是，推荐意见的撰写既要注重科学性，也要注意语言表达的方式。

不同国家或学术机构采用推荐意见的表达形式不同，如美国心脏病学会采用的是Ⅰ～Ⅲ分级；GRADE工作小组采用的是强、弱两个级别。通常临床实践指南包括四个部分，即编写说明、信息简介、指南正文及参考资料。编写说明是对指南的整体概况和主要问题进行说明，包括指南制定依据、主要解决的问题、问题提出的依据、采用的方法、小组人员组成等。信息简介主要指相关信息及其情况介绍，包括背景信息介绍、指南开发组织及其人员简介、适用范围（患者与使用者）介绍、相关说明与致谢。指南正文主要包括摘要、引言、流程图及其要点说明、详细的推荐意见和推荐强度、支持的证据链接，并提供证据摘要与证据表、附录与相关说明。参考资料需要提供参考文献，以及进行文献检索与综述中使用的其他资料。

具有损益分析的指南还包括实施可能带来的利弊。损益分析并不仅考虑经济方面的问题，如患者的经济承受情况、实施指南可能会带来的费用变化等，还涉及一些与患者切身利益相关的问题，如生活质量提高与否等。

初稿形成后，工作小组会根据编写需要，召开全国范围内的论证会。邀请国内外相关领域的专家、学者对内容进行商榷。同时，以邮寄的方式向研究领域的相关机构或专家征求意见，主要对内容的科学性和实用性展开评述，为工作小组提供内容中有所忽略的或涉猎不足的证据。工作小组根据建议进一步修定内容，形成终稿。

（五）传播与实施

临床护理实践指南具体应用包括了两个步骤，一是指南的传播，二是指南的实施。

1. 指南的传播

使潜在用户得到指南的方法和过程，包括正式出版、网络发布、邮寄，以及组织专业人员进行培训等。对目标人群组织培训的方法，比其他一般性继续教育更能有效地改变培训对象的行为。

2. 指南的实施

使临床人员根据指南的推荐意见进行临床实践的过程。研究人员制定临床实践指南的目的是要用其来指导、规范临床实践。为了便于指南的传播和实施，撰写的内容要客观、精准，发表形式可以是全文发表，也可以是摘要发表。全文发表有利于专业人士进行学术研究参考；摘要形式有利于临床工作繁忙的护理人员简单参考。

（六）周期性回顾和更新

科研证据是不断发展变化的，根据出现的新文献、新证据，需定期回顾和更新，定期组织专家开会，及时将新知识进行整合和完善，可以通过线上或线下的途径和模式对指南进行使用后的评价和追踪。

二、临床护理实践指南特征

研究人员制定临床实践指南的主要目的是提高临床诊疗效率，为临床医疗实践活动提供具有充足证据支持的实践活动。因此，一份合格的临床实践指南要有实用性、有效性，同时具有良好的信度与可重复性、成文严谨、清晰明确、多学科参与、灵活性及定期回顾等特点。

1. 实用性

临床实践指南具有鲜明的主题，并且围绕该主题进行证据的搜集、整理、分析和评级。指南成稿后，能够达到提高临床诊疗效果、节约临床成本等目的。

2. 有效性

在实施指南前，对有效性的评价主要通过引用证据的质量、使用评价证据质量的方法，以及证据和推荐意见之间的关系三个方面来进行判断。有效的实践指南，文献回顾要精确，证据论证性要强，证据处理要规范，推荐意见与证据要协调。

3. 良好的信度与可重复性

信度是指测试结果的前后一致性程度，反映测试工具的稳定性和可靠性。在遵循指南的前提下，不同的临床实践者能在相似的临床场景下，选择相同的处理方式，进而达到指南所提示的临床效果。只有保证了系统性、严谨性，才能达到指南的良好信度和可重复性。

4. 成文严谨

指南的撰写是否严谨直接影响其应用情况。制定小组的成员应包括指南涉及的所有学科的关键人物，内容尽量包含所有的目标人群。文稿成型后，需反复推敲，认真梳理，逐字逐句探讨证据等级、逻辑关系等。

5. 清晰明确

指南的撰写不能使用模糊的语言，内容应符合逻辑，使读者容易理解。

6. 多学科参与

工作小组成员的多学科性应纳入相关研究中，并做出客观的评价。

7. 灵活性

指南应该考虑临床情境中可能出现的多种情况，为临床工作者在处理涉及患者偏好或与卫生资源短缺等相关问题做决策时留有余地。

8. 定期回顾

指南是构建于临床证据之上的，临床证据不是一成不变的。因此，指南应根据证据更新的情况进行回顾与修正。回顾的周期可以根据不同的领域来设定，一般指南内容每3～5年需要更新1次。

第三节　临床护理实践指南评价

一、临床护理实践指南评价工具产生背景

1990年，美国医学研究所首先发表了临床实践指南评价工具，包括效度、信度、临床实用性、指南开发的主要文件、临床灵活性、透明度、多学科联合开发及定期评价8条标准。2005年，瓦莱恩等对临床实践指南的评价工具进行了系统评价，使用“practice guidelines”“appraisal”“evaluation”为检索词，对Medline、Embase、CINAHL数据库进行了检索，共获得24个评价工具。目前，克卢索（Cluzeau）量表是

唯一经过研究验证了真实性的评价工具，被应用最多的是一项比较全面的临床指南质量评价工具（appraisal of guidelines research and evaluation，AGREE）。

二、临床护理实践指南评价工具体系

为了规范指南的制作流程，提高其质量，来自加拿大、英国等11个国家的研究人员成立了临床实践指南研究与评价国际工作组，于2003年发布了AGREE。经前期使用的反馈总结，该工作组又于2009年对第一版AGREE进行了修订，推出AGREE Ⅱ，使其内容更加具体和明确。该评价工具可以用来评价地方、国家、国际组织或联合政府组织发行的指南、现有指南或更新版指南，并适用于任何疾病领域的指南，包括诊断、健康促进、治疗或干预、护理等。该工具包括6个维度23个条目。每个条目的评分为1～7分，得分越高，说明该条目符合程度越高。AGREE Ⅱ的具体内容见表5-1。

表5-1 AGREE Ⅱ的条目

维度	条目
范围和目的	1. 明确描述了指南的目的
	2. 明确描述了指南所涵盖的卫生问题
	3. 明确描述了指南所应用的目标人群（患者和公众等）
参与人员	4. 指南制定小组包括了所有相关的专家
	5. 指南考虑了目标人群（患者和公众等）的观点和偏好
	6. 明确界定了指南的用户
严谨性	7. 采用系统的方法检索证据
	8. 清楚描述了证据筛选的标准
	9. 清楚描述了证据或证据体的质量等级和局限性
	10. 清楚描述了形成推荐意见的方法
	11. 形成推荐意见时考虑了健康获益、不良反应和风险
	12. 推荐意见和证据之间有清晰的联系
	13. 指南发表前接受过外部专家的评审
	14. 提供了指南的更新程序
清晰性	15. 推荐建议明确，不能模棱两可
	16. 明确列出了针对某个情景或健康问题的不同选择
	17. 关键性的推荐意见容易识别
应用性	18. 描述了指南应用过程中的促进和阻碍因素
	19. 提供了将推荐意见应用于实践中去的建议和（或）工具
	20. 考虑了推荐意见应用中可能需要的资源
	21. 提供了监测和（或）审查标准
独立性	22. 资金资助者的观点不影响指南的内容
	23. 记录并公开了指南制定小组成员的利益冲突

三、临床护理实践指南评价工具结构与内容

（一）第一维度：范围和目的

范围与目的，主要考察临床指南的目的、涵盖的卫生问题和适用范围。

条目 1：制定指南的目的。指南应明确其对社会、患者群体等存在的潜在影响，如预期得到的益处，并落实到具体的临床问题或健康主题。

条目 2：指南牵涉的临床问题。指南应详细阐述所涉及的卫生问题，特别是与制定推荐意见相关的目标人群、干预或暴露、结局指标等。

条目 3：指南目标人群，包括年龄、性别、临床类型及伴随疾病等。例如，《气管插管危重患者口腔护理临床实践指南》适用患者群体是经口或经鼻气管插管行机械通气，需行口腔护理的危重患者，并明确排除婴幼儿、儿童气管插管的患者。

（二）第二维度：参与人员

参与人员，主要考察指南代表利益相关方观点的程度。

条目 4：制定指南的专家应该是来自各相关专业，并由专人负责指南撰写的组织协调、检索证据、评价证据、指南的撰写等。指南应提供制定小组成员的名单、小组成员各自的研究领域、在指南制定过程中各自担任的职务及任务。

条目 5：应考虑目标人群的观点和选择。在指南制定的不同阶段可以采取多种方法实现此目的。例如，和患者或公众一起举行正式的咨询会决定优先解决的问题；让目标人群参与指南制定的过程，或参与指南初稿的外部评审；指南制定小组可以通过对目标人群进行访谈，了解他们的价值观、选择意愿及体验。

条目 6：应明确指南的预期用户，以使读者能知道这个指南是否与他们相关。例如，《急性心力衰竭护理指南》的适用人群主要是在医院或社区从事心血管领域工作的护理人员。《阿尔茨海默病居家护理指南》适用于从事社区护理的卫生工作人员或社工及患者家属等，而不适用于老年病房的护理人员。

（三）第三维度：严谨性

指南制定的严谨性，主要考察指南制定的方法学的严谨程度。

条目 7：提供证据检索策略的细节，包括使用的检索术语、检索的数据库和检索方法等。文献查找方法可以使用电子数据库，也可手工检索杂志、查阅会议论文集和其他指南库。检索策略的制定需严密、充分、详细且可复制，可将检索策略的详细内容放在“附录”里完整呈现。

条目 8：研究人员应该根据指南的撰写目的清晰地描述证据的纳入标准或排除标准，并说明理由。例如，指南制定者可以明确纳入的证据仅仅来自系统评价，并排除非英文文献。

条目 9：清楚地描述证据或证据体的等级和局限性，如使用哪种工具或方法评价单

个研究的偏倚风险和（或）证据体的质量。例如，对不同证据采用不同的质量评价工具，杰达德（Jadad）评分量表来评价纳入 RCT 的文献质量，使用 GRADE 系统来评价合成证据体的质量。

条目 10：详细阐述指南形成推荐意见的方法，以及解决分歧的方法，如投票法、德尔菲法等。

条目 11：在形成推荐意见时，充分考虑了各项措施可能会造成的益处、不良反应、风险等。

条目 12：指南应明确建立每条推荐意见与关键证据之间的联系，如标注参考文献，或将推荐意见与证据总结共同放在证据信息表中。

条目 13：在指南出版前，应由该领域没有参与指南制定的临床专家和患者对指南进行评价，即指南的外审。可以在指南报告中清晰描述外审人员的相关信息；使用的外审方法，如评分量表；如何将外审的结果应用于指南的制定中，如指南制定小组在最终推荐意见形成时应考虑外审专家的意见。

条目 14：指南应报告关于指南更新的具体操作规程，如描述更新的时间表、介绍负责更新的小组及更新的方法等。

（四）第四维度：清晰性

表达的清晰性，主要考虑指南的语言和格式。

条目 15：推荐意见应明确阐述在什么情况下，何种患者，如何实施干预，以及干预方案的强度、频率、持续时间等。

条目 16：明确列出针对某一情况或卫生问题的不同选择。

条目 17：容易辨识重要的推荐意见。

指南可以下划线、黑字体、信息框等形式关键的推荐意见进行标注，方便查找相关信息。美国临床实践指南文库（national guideline clearinghouse，NGC）的部分指南常将推荐意见放在指南的首页，也是为了方便用户使用。若用户需要，可以继续在其后查看方法学相关内容。

（五）第五维度：应用性

应用性，主要考察指南应用的相关情况，包括组织、执行等方面。

条目 18：指南描述了应用时的促进和阻碍因素。

条目 19：评价一个指南付诸实践，需要的附加材料或工具，如快速参考手册、培训资料、患者书面说明及计算机辅助支持。

条目 20：考虑推荐意见实施时潜在的资源投入。

条目 21：指南提供了可供监测的关键性标准。例如，临床实践指南的主要推荐意见应该有明确的监控措施和审查标准，这些标准可能是过程测试、行为测量、临床或健康结局的测量，以方便用户实施指南和对指南的应用效果进行考评。

（六）第六维度：独立性

编辑的独立性，主要考察指南申明关于指南所涉及的利益冲突的情况。

条目 22：赞助单位的观点应不影响指南的制定过程。许多指南制定时使用外部赞助，可能以资金捐助的形式对整个制定过程进行支持，也可能是资助指南制定中的部分过程（指南的印刷），但是外来的资金只能作为财政上的资助，不能以任何赞助商的名义进行指南的编辑发表。赞助商也不可以影响指南的制作过程，尤其是证据的筛选、评价及推荐意见生成环节。指南中应有一个明确的声明，即不存在利益关系，或赞助单位或利益不会影响最终推荐的结论。

条目 23：指南制定小组成员可能会存在利益冲突。例如，指南制定小组中某个成员与某些推荐意见有关的医疗器材厂家有关，故参与指南制定小组的所有成员都应声明他们是否存在利益冲突。

四、AGREE Ⅱ使用说明

1.AGREE Ⅱ评价人员的数目

在进行 AGREE Ⅱ评价时，推荐每个指南至少由两名评价人员进行评价，可增加评价可靠性。

2.AGREE Ⅱ的条目评价

每个条目均以 7 分表评价，缺乏相关概念或内容时给予 1 分，报告全面并符合手册中对于某项的规定时给予 7 分。当条目报道不能满足全部标准或规定时，则根据不同情况给予 2 ～ 6 分，当更多的标准被满足和理由更充分时，则分值增加。分值分配取决于报道的完整性和条目规定项目的符合程度。

3.AGREE Ⅱ各领域得分的计算方法

每个维度得分等于该维度中每一个条目分数的总和，标准化后为该领域最后分数的百分比，即标准化总分。示例见表 5–2，这里以“第一维度”为例，列举了各分值的计算方法。

表 5–2 各领域得分的计算方法举例：领域一

评价员	条目 1	条目 3	条目 2	总分
评价员 1	5	6	6	17
评价员 2	6	7	6	19
评价员 3	2	3	4	9
评价员 4	3	2	3	8
总分	16	19	18	53

最大可能分值＝ 7（完全符合）×3（条目数）×4（评价者）＝ 84

最小可能分值＝ 1（完全不符合）×3（条目数）×4（评价者）＝ 12

领域一的最后得分：

$$\frac{\text{实际得分}-\text{最小可能分值}}{\text{最大可能分值}-\text{最小可能分值}}\times 100\%$$

$$=\frac{(53-12)}{(84-12)}\times 100\%$$

$$=57\%$$

五、注意事项

1. 评价者在应用 AGREE Ⅱ之前，应仔细阅读整个指南文件以获得制定过程及最后结果的所有信息，需注意指南推荐意见的文件可能和方法部分在同一个文件里，也可能被总结在一篇独立的技术报告或方法学手册里。

2. 对 AGREE Ⅱ每个领域的评分分别进行计算，6 个领域评分是独立的，不能合并为一个单一的质量评分。尽管这些维度的总分数可以用来粗略比较指南，帮助决定是否推荐或者使用某个指南，但是不能对总得分设立一个阈值来评价一个指南的优劣。

第四节　临床护理实践指南应用

一、临床护理实践指南应用原则

临床护理实践指南和临床实践有差距，每个患者之间有不同，应用时要考虑患者的病情轻重、病程长短、有无并发症、经济条件等，也要考虑患者的心理精神因素。所以在临床护理实践指南的应用中，仍然要遵守其中的应用原则，灵活运用并充分考虑患者的需求，同时也应考虑以下问题。

1. 相似性

涉及的临床问题是否回答了需要解决的问题。患者的社会人口学特征及临床情况是否与指南目标人群相似，本地区（或医院）的医疗条件、护理人员的技术水平及患者的经济状况是否与指南类似。

2. 可行性

认识并克服指南实施过程中可能遇到的障碍，如临床护理人员对指南中推荐的方法不熟悉或未掌握相应技术，患者的经济水平不能完全适用指南中推荐的方法等。

3. 适用性

应用指南时要考虑患者文化背景、价值观和个人意愿，护理人员在应用指南前应熟悉患者期望的结果指标及指南中的结果指标，以尊重患者的选择。

4. 指导性

综合考虑患者的干预效果、疾病的严重程度、健康状态、潜在的不良反应、危险因素、医护人员的技术、患者的选择等多种因素，权衡利弊，减少临床决策的不确定性，帮助患者做出利大于弊的临床决策。

二、临床护理实践指南应用选择

1. 了解指南的制定和评价方法

临床人员面对各种不断出现的临床指南需要快速做出正确选择。首先应了解指南的制定方法，评价指南的制定过程是否规范，评价其内容是否真实可靠。

2. 充分认识指南的作用

临床指南是对某一临床问题的最新研究证据的全面总结，对提高医疗质量、指导临床科学决策起到重要的作用，但其显示的是同类疾病诊治的共性特点。临床实践中，医护人员除重视不同疾病的共同特征外，还需强调患者个体间的差异。如在《中国0至5岁儿童病因不明的急性发热诊断和处理若干问题循证指南》中指出，3个月以上儿童体温≥38.5℃和（或）出现明显不适时，建议采用退热剂（证据级别：Ⅳ级），对于退热剂应用的体温标准，虽然定为≥38.5℃，但因实际上退热的目的主要是让孩子感到舒适，因此儿童发热时，退热剂的临床应用与否，可结合孩子的具体情况及家长的选择使用。

3. 临床护理指南应用的灵活性

在重视临床试验结果的同时，不应忽视个人临床技能的重要性，如良好的沟通和交流等临床技能。任何一个指南都不能包含临床工作中的所有问题，从某种角度而言，临床指南可能导致临床人员在医疗护理工作中的自主性和选择性的降低，减少临床决策的灵活性。

三、临床护理实践指南获得途径

指南可以通过卫生行政部门下发的途径传递给临床工作者，也可以由专业学会进行宣传和推广，或者由临床工作者个人通过网络获得。以下介绍比较有权威性的网络资源。

1. 美国指南网

美国指南网由健康照护研究与质量联合会（agency for healthcare research and quality，AHRQ）、美国医学会（American medical association，AMA）和美国健康计划联合会（American association of health plans，AAHP）联合制作。目前收集了全球200多个研究机构提供的2600余份指南，部分指南提供全文链接。该网站对指南制作、指南评价等内容进行了简介，按照主题或来源对指南进行分类，检索更为方便。该网站提供的工具能够对读者所选择的多个指南，进行全方位比较。

2. 苏格兰学院间指南网

苏格兰学院间指南网为英国国家健康服务部（national health service）制定循证实践指南的网站。网站按照主题对指南进行分类，目前收集指南约100余篇。指南涉及的领域甚广，包含癌症、冠心病与卒中、儿童健康、糖尿病、精神健康、呼吸内科疾病等。

3. 加拿大临床实践指南数据库

加拿大临床实践指南数据库含有丰富的从发展指南到实施指南的相关资源，提供多种检索方式，方便查找指南，部分指南可以获得免费全文。个人可以向该组织提交自己撰写的指南初稿。

4. 新西兰指南协作组

新西兰指南协作组提供丰富的循证资源，形式多样，包括循证实践指南、幻灯片、管理手册、快速阅读卡、研究证据等，便于各种类型的用户使用。可以免费获得部分内容的原文。

5. 澳大利亚 JBI

澳大利亚 JBI 是目前全球最大的推广循证护理的机构，下设 70 余个协作中心。该中心已发表最佳护理实践信息册 70 余篇、220 余篇系统评价，以及 1400 余篇证据总结和 600 篇循证推荐实践等。

6. 加拿大安大略省注册护士协会

加拿大安大略省注册护士协会网站公布了超过 40 份的指南，并可免费下载。

7.TRIP 循证医学数据库

TRIP 循证医学数据库（turning research into practice database）是一个网络搜索引擎，可以同时搜索全球多个健康卫生网络站点，帮助临床工作人员快速检索出临床问题的答案。例如，关于“接受抗癌治疗患者的口腔黏膜炎”问题，使用“cancer”“mucositis”进行检索，可得到来自 Cochrane 图书馆、美国卫生和医疗研究委员会、英国国家卫生研究委员会、JBI 等机构，总共有 700 多篇相关文献。

8. 护理人员专业数据库

护理人员专业数据库内容相当丰富，包括多本参考书全文、最新临床资讯、药物信息、临床实践指南等内容，检索方便。网站收录了 200 多份临床护理实践指南，免费下载。

9. 专业协会

目前全球有相当多享有盛名的各种专业协会，如美国心脏病协会、美国艾滋病资讯协会、美国静脉输液护理学会等。这些协会向全球发布临床实践指南，且可以通过网站免费获得。

10. 坎贝尔合作组织

坎贝尔合作组织是一个国际性研究组织，旨在制作关于社会性干预措施成效的系统评价，涵盖的内容包括教育、犯罪和司法、社会福利等。

第六章　循证护理相关论文的撰写

随着护理学科的发展，循证护理论文的数量显著增加，其中系统评价和证据应用的案例报道成为常见的论文形式。在循证护理中，证据是构建理论与实践桥梁的基础，而证据的质量则是决定其能否有效指导实践的关键。系统评价和 Meta 分析作为循证医学领域的重要研究方法，为评估和提升证据质量提供了有力的工具。在论文撰写方面，规范而统一的格式至关重要，一方面有助于帮助读者迅速查找临床结果，并对结果的真实性、可靠性和临床价值进行评估，另一方面可指导论文撰写者准确简明地报道其研究结果，提高工作效率。统一的论文格式还极大地便利了电子出版物的制作、发布与更新，促进了学术信息的广泛传播与及时交流。本章介绍循证护理实践论文中常见的系统评价，以及临床应用证据的案例报道的撰写格式，并分析写作实例。

第一节　系统评价论文的撰写

一、概述

随着临床研究成果的持续涌现，系统评价需及时更新，以确保为临床实践和科学研究提供最新、最准确的知识与信息支持、高质量的系统评价论文。凭借系统评价的严谨性和科学性，其已成为当前临床决策中不可或缺的高级证据来源，并被广泛纳入临床指南之中。Cochrane 手册作为系统评价领域的权威指南，在 2003 年的修订版中，其内容得到了显著扩展，不仅涵盖了随机对照试验，还新增了对诊断性试验系统评价的指导。与此同时，非随机对照试验的系统评价指南也在不断被修订和完善中，其最新版本已经达到了 5.1.0，为相关领域的研究提供了更为详尽的规范和指导。

二、系统评价论文的格式要求

按照 Cochrane 协作网的系统评价的撰写格式要求，系统评价论文主要包括以下 5 个部分。

（一）问题的提出

论文应首先介绍研究主题、涉及疾病（或临床现象）的流行病学现状、临床诊断标准、现有的治疗选择及存在问题、干预措施的描述、干预措施可能有效的作用方式和机制、研究问题的不确定性、制作系统评价的必要性及制作系统评价的主要目的。

（二）资料与方法

1. 确定纳入标准和排除标准

首先描述纳入的研究设计类型，再按照“PICO”原则，描述纳入文献的研究对象类型、干预措施（或暴露因素）、对照措施、结局指标及纳入研究的设计类型。

2. 制定检索策略与查找文献

根据研究目的明确检索的数据库、检索关键词和检索策略、检索时间、文献语种，进一步完善检索策略。通过请教信息检索专业人员，检索与本研究有关、已发表的系统评价以进一步完善检索策略。

3. 文献质量评价的方法

介绍采用何种标准进行文献质量评价。

4. 资料提取

介绍如何进行资料的提取，提取的主要信息包括哪些内容。

5. 资料分析

描述采用何种软件进行资料的提取和汇总分析，常用的软件是 RevMan。应注意，系统评价并不是必须包括 Meta 分析，对具有已执行的研究，不能勉强开展 Meta 分析。对该类文献进行定性的比较、汇总、趋势分析，也是具有较高实用价值的系统评价。

（三）结果

1. 文献的一般情况

描述检出文献的数量、选择文献的步骤，作者可列出文献筛选的流程图，并要求列表对纳入的每项研究的基本内容进行描述，包括研究对象、干预措施、研究结果等。

2. 文献的质量评价

文献质量评价是否两人同步、独立盲法，对列表纳入的每项研究质量进行评价。

3. 文献的定性分析

对纳入文献进行分类分析。

4. 文献的定量分析

应用适当的统计学方法将纳入的单项研究资料根据其权重进行合并。多采用 Meta 分析方法对具有同质性的研究进行汇总分析，根据情况适时进行亚组分析和敏感性分析。

（四）讨论

1. 文献的方法学质量讨论。分析纳入文献的方法学质量，指出方法学的不足，分析可能产生偏倚的可能。

2. 文献的干预方式和内容讨论。归纳重要的结局指标、干预方式和干预内容，最终得出可靠的结论。

3. 对文献的局限性、系统评价的局限性进行讨论。

4. 总结并提出今后的研究方向。

（五）参考文献

参考文献是系统评价的重要内容，应按照科研学术论文的规范格式撰写。

第二节　证据应用案例报告的撰写

应用证据开展临床护理是目前护理实践的热点。证据应用的案例报告是常见的循证护理实践论文形式，是护理人员在循证护理实践中应用证据的经验交流。

一、证据应用案例报告的格式

（一）证据总结报告的格式

复旦大学循证护理中心工作人员基于 JBI 制作证据总结的方法学流程，对国内外已发表的证据总结进行分析，指出证据总结的报告应包含以下 5 个部分。

1. 背景

报告证据总结的目的、意义、适用范围。

2. 方法

报告证据总结的具体问题，描述检索数据库及检索词，描述证据的纳入标准和排除标准，阐述文献质量的评价方法及工具，阐述证据的汇总方法、分级依据，描述制作团队及潜在的利益冲突。

3. 结果

报告证据的检索、筛选结果，以及证据的来源、类型、主题。报告纳入证据的方法学质量，简洁、清晰呈现每条证据及其级别，并标明出处。

4. 讨论

阐述此证据总结的实践意义及局限性，并给出实践建议。

5. 其他

根据需要提供附录，包括方法学支撑材料（证据检索与筛选流程图、纳入证据的基本特征表、各证据的内容、来源、出处汇总表等）及配套实践资源（工具、手册、流程图、视频资源等）。

（二）证据临床应用案例报告格式

1. 背景介绍

介绍护理人员发现的临床问题，以及该问题给患者带来的危害。

2. 病例资料

陈述个案的临床问题，尤其重点描述该患者的症状体征和治疗要点。

3. 提出问题

针对该患者的具体情况，按照“PICO”原则，提出现有的治疗方案及存在问题，突出该临床问题的循证意义。

4. 检索证据

陈述检索数据库的范围、检索策略。注意应尽量检索高质量、经过质量评价的证据资源。如果没有经过评价的证据资源，则检索原始研究。

5. 评价证据

按照循证证据分级系统的相关标准，进行证据评价。一般在选择证据时应按照证据的等级进行，首选最新的临床实践指南和系统评价、高质量的 Meta 分析。在选择临床实践指南时，应判断指南的患者纳入标准与本例患者的基本情况是否相似，在同等条件下首选本国指南和最新版本的指南。

6. 描述证据

描述证据是全文的重点部分，应根据提出的问题，分层次介绍所选择的证据，要求准确标注来源，注意应标注出证据的质量等级或推荐级别。如果结果来自 Meta 分析，要求说明结果的 *OR* 值和 95%*CI*。

7. 应用证据

结合案例的特点，分析如何将证据应用于患者，介绍具体过程。

8. 后效评价

对于预后临床效果进行评估。

9. 小结

总结循证实践的结果，提出今后的研究方向。

10. 参考文献

列出证据的来源，注意所引用证据的质量，格式规范。

二、证据应用案例报告的实例分析

下面以发表在《中国循证医学杂志》上的系统评价《一例Ⅱ度以上重症压疮的循证护理》为例，进行案例报告分析。

（一）背景介绍

压疮是由于患者长期卧床造成局部组织持续受压而引起血液循环障碍，导致神经功能紊乱、局部缺血缺氧、营养代谢障碍而发生的组织变性坏死。伯罗威茨的研究表明，尽管压疮是体质免疫力低下时的常见并发症，而不是导致患者死亡的直接原因，但发生压疮的老年患者的病死率是未发生压疮的老年患者病死率的 3 倍。进一步的研究证明，发生压疮的老年患者的病死率与未发生压疮的老年患者的病死率 *OR* 分别为 3.64（$P < 0.001$）、4.19（$P < 0.01$）。由此可见，压疮的治疗和护理对患者生理和心理的康复至关重要。

分析：作者开始就介绍了压疮的危害，指出压疮的治疗和护理是对发生压疮的老年患者生理和心理康复的关键因素，提出进行循证护理的重要性。

（二）病例资料

患者，男，74 岁，患糖尿病、高血压十余年，右髋关节置换术后长期卧床，已卧床两年。入院时，患者神志清楚，消瘦，中度贫血，血红蛋白 76g/L，左侧髂部、左侧背部大面积皮肤溃烂，中央坏死表面形成黑色结痂。压疮周围皮肤红肿，伤口深达肌层，内有大量脓性分泌物，诊断为Ⅱ度重症压疮。

分析：清楚介绍本案例，尤其重点描述该老年患者局部压疮的情况，为后面提出问题做铺垫。

（三）提出问题

高血压、糖尿病病史较长的老年患者，发生重度大面积压疮是相当危险的。坏死组织侵入真皮下层和肌肉层，感染可向周边及深部扩展，严重时细菌入血易引起败血症，造成全身感染。传统护理方式为合理清疮，即遵守无菌操作的原则局部清理创面，清除伤口内分泌物、脓物、坏死组织及异物，每次冲洗伤口彻底并配合抗生素换药，清洁伤口，每日换药 2 ～ 3 次，新鲜肉芽组织长出后隔日换药或 2 ～ 3 天换药 1 次。基于患者病史和病情，提出以下问题：①是否可配合使用红外线照射治疗。②是否可给予营养支持。③是否可使用特殊床垫，如泡沫垫、气垫、水垫等。

分析：针对该患者的具体病情，提出临床问题，为下一步证据检索的选择提供导向。但按照“PICO”原则，以上 3 个问题尚缺乏对结局的描述，且结构化程度尚不够。

（四）检索证据

检索 Cochrane 图书馆、Cochrane 效果评价文献库、Cochrane 临床对照试验资料库、Medline 及中国知网（CNKI）原始文献数据库，范围包括所有的重症压疮治疗及护理的系统评价、随机对照试验。检索内容为目前对压疮治疗及护理的非传统治疗措施，如营养支持、红外线治疗及气垫应用等。

1. 检索策略

（1）检索主题词为 pressure ulcer、infrared rays、nutrition therapy、压疮、红外线治疗、营养治疗 / 支持、气垫、水垫、泡沫垫。

（2）检索副主题词为 diet therapy、nursing、prevention & control、radiotherapy。

（3）检索式如下。

1）“pressure ulcer” .mp.

2）（“pressure ulcer” and infrared）.mp.

3）（“pressure ulcer” and nutrition）.mp.

4）（“pressure ulcer” and mattress）.mp.

5）exp pressure ulcer/nu,pc,rt,th and infrared. mp.and RCT.mp.

6）exp presure ulcer/nu,pc,rt,th and nutrition. mp.and RCT.mp.

7）exp pressure ulcer/nu,pc,rt,th and mattress. mp. and RCT. Mp.

2. 检索结果

阅读全文后筛选出系统评价 2 篇、随机对照试验 3 篇。

分析：本文采用电子检索手段检索文献，检索比较全面，并强调证据的质量，说明了只纳入系统评价和 RCT 等论证强度和可靠性高的文献。详细描述了检索的数据库、检索策略，最后筛出符合要求的文献有 5 篇。

（五）评价证据

5 篇文献中，3 篇来自 Cochrane 图书馆，2 篇来自 Medline。斯特拉顿与卡勒姆的系统评价，纳入 RCT，方法学明确，证据分级为Ⅰ级，推荐级别为 A。纳入研究对象的年龄、病情等一般情况与本例患者情况基本相符，实用性较好。

分析：评价证据是证据应用案例报告的关键环节，是体现该类论文学术价值的重要部分。该文对证据的质量等级进行了描述，文献标引清晰、准确，但对证据的分级标准来源未进行文献标引。

（六）描述证据

1. 是否配合使用红外线照射治疗

未找到关于用红外线照射治疗重症压疮的系统评价，但在计算机认知矫正治疗（CCRT）数据库中找到 2 篇关于红外线治疗压疮的 RCT。舒伯特（Schubert）于 2001 年发表的 RCT 结果表明，红外线照射治疗对压疮的愈合、提高患者的生活质量方面有作用。舒伯特于 2006 年发表的 RCT 研究进一步表明，红外线照射治疗压疮有效。该研究纳入 74 例发生Ⅱ度和Ⅲ度压疮的患者，试验组在传统治疗的基础上给予单脉冲红外线（956nm）和红光（636nm）照射，频率变化为 78 ～ 31200Hz，对照组仅给予传统治疗。使用 10 周后，试验组压疮范围的缩小率和压疮的治愈率明显好于对照组。

分析：该文献分析了两篇关于红外线治疗压疮的 RCT，内容具有针对红外线照射治疗重症压疮效果的实证研究特点，但并未涵盖所有系统评价资源。

2. 是否给予营养支持

其中 1 篇文献关于“应用营养治疗预防压疮的系统评价”。该系统评价纳入 5 个 RCT 共 1325 例患者，Meta 分析显示营养支持对压疮的愈合率优于对照组。此外，研究纳入 71 例Ⅱ度以上压疮的患者，试验组除常规护理外给予高浓度胶原蛋白水解产物口服或管饲，3 次 / 日，持续 8 周，而对照组除常规护理外仅给予安慰剂，最终结果显示试验组压疮面积、压疮分泌量和愈合率明显好于对照组。

分析：该文献对应用营养治疗预防压疮进行了系统评价，综合多个 RCT 得出营养支持有助于压疮愈合的结论。但内容受限于纳入研究数量和干预措施差异，未来需更多高质量研究验证。

3. 是否使用特殊床垫

卡勒姆（Cullum）等发表的 1 篇文献纳入了 41 个 RCT 的系统评价，结果显示，术中特殊床垫的使用利于减少术后压疮的发生率。但尚无临床证据表明特殊床垫的使用有利于重度压疮的愈合。

分析：该文献详细、明确回答本案例的问题，内容具有实用性、可操作性，但应对证据的等级进行标注。

（七）应用证据

所获证据提示，红外线照射、营养支持有利于促进Ⅱ度以上重症压疮愈合，缩短患者住院时间，提高其生命质量。护理人员向患者讲明目前所获证据的结果及其安全性和可靠性，并在征得家属同意后，决定在传统治疗压疮的基础上，给予患者压疮部位红外线照射，每次照射 15 ～ 20 分钟，每日 3 次，同时每次口服高浓度胶原蛋白水解产物制剂 250mL，每日 3 次。

分析：作者描述了对该患者采用以上证据进行干预的具体方法，但过程描述较为简单，应更详细分析证据应用的过程，此为案例报道的重点。作者应详细报道护理计划、人员培训、设备获取、人力安排、证据应用，以及在执行过程、患者依从性、结局评价时遇到的问题，如何解决问题等。

（八）后效评价

经过 3 个月的积极治疗，在患者及其家属的配合下，患者左侧髋部、背部大面积皮肤压疮已基本愈合。患者生命体征保持在正常状态，无其他不适，满意出院。出院前，护理人员告知家属平时应加强对患者的照顾，并告知患者及其家属预防压疮的方法，以避免压疮再次发生。

分析：陈述采用最佳循证护理措施干预 3 个月后的效果评价。

下篇　实践篇

第七章　消渴不寐患者耳穴压豆法循证实践

“消渴”根据临床表现和发病机理不同，又称为“消瘅”“肺消”“鬲消”“消肾”等，在《素问·通评虚实论》《素问·奇病论》《灵枢·五变》《灵枢·师传》等古籍中均有记载。消渴的病因在于先天禀赋不足，导致阴亏燥热，临床表现主要包括多饮、多尿、多食、形体消瘦、疲乏等。患病后，患者会出现紧张、焦急、恐惧、忧虑等不良情绪，日久导致情志不遂，肝气郁结，心神不安，易产生失眠。失眠轻者难以入睡，或时寐时醒，醒后难以入睡；重者彻夜难眠，影响患者生活质量。利用中医方法进行治疗，失眠当从“不寐”进行辨治，采用耳穴压豆辨证施护是治疗消渴不寐症的有效方法。本章主要探讨消渴不寐症患者耳穴压豆的循证护理。

一、临床情景及护理问题

（一）临床情景

张某，男性，56岁，患2型糖尿病6年，因糖尿病并发失眠入院治疗。主诉：间断性口干、多饮、多尿6年，失眠2年。患者于6年前无明显诱因出现口干、多饮、多尿、体重下降，在当地医院诊断为“2型糖尿病”，予口服降糖药物治疗，现口服格列苯脲片2mg（每日1次），二甲双胍片0.25g（每日3次）。空腹血糖在7mmol/L左右，餐后2小时血糖在10mmol/L左右。2年前开始出现失眠，难以入睡，病情渐重，同时伴有心烦，口苦，大便不调，舌红少津，苔薄黄，脉细数。言谈中患者表现出失眠对自己生活质量带来了极大的困扰，并表达了对疾病预后的担忧，患者缺乏战胜疾病的信心。

（二）护理问题

1. 消渴不寐症患者是否适合采用耳穴压豆法进行护理？该方法能否有效缓解不寐（失眠）症？

2. 护理人员应如何运用有效的方法和策略为消渴不寐症患者实施耳穴压豆法？

二、检索证据

中文主要检索关键词为“糖尿病”“消渴”“消渴症”“消渴病”“不寐”“不寐症”“失眠”“耳穴压豆”“耳穴埋籽”“耳穴埋籽法”，英文主要检索关键词为“diabetes”“diabetes mellitus”“insomnia”“insomnia disorder”“auricular point pressing beans”“auricular point acupressure”，通过这些检索词，可以检索该领域相关临床实践指南、系统评价及各种类型临床试验的循证资源。护理人员主要检索的数据库包括Cochrane 循证医学数据库、PubMed 数据库、CNKI、JBI 循证卫生保健数据库、加拿大安大略注册护理人员协会（RANO）。所有检索截止日期为数据库建库开始至 2020 年 7 月份。

经上述初步检索，共检索到相关文献 8 篇，包括相关的临床实践指南 0 篇、系统评价 0 篇、临床研究 8 篇。相关原始研究的研究内容及系统评价，不同类型的文献采用各自的质量评价工具进行质量评价，RCT 评价工具为 Cochrane 偏移评估工具 1.0（表 2–1），共 6 个方面，对每个领域可作出“高风险、低风险和不清楚”三种判断。若完全满足所有标准则表示偏倚风险低，评为 A 级；若部分满足则表示有中度偏倚的风险，评为 B 级；若完全不满足则表示偏倚风险高，评为 C 级，剔除该文献。8 篇相关原始研究的研究内容及方法学质量，见表 7–1、表 7–2。

表 7–1　纳入研究的基本特征

纳入研究	年龄（T/C，岁）	病程（T/C，月）	例数（T/C）	干预措施	对照措施	结局指标
苏宁，2009 年	（33± 61.4）/（82 ± 61.4）	（3～10）/（3～10）	56/69	给予常规入院宣教和出院指导。在此基础上：观察 1 组除常规护理外，指导患者每晚睡前用温水泡足，时间＜10 分钟，水温＜40℃。按压足底涌泉穴 3～5 分钟 观察 2 组除常规护理、每日温水泡足、按压足底涌泉穴外，给予耳穴压豆，选穴：皮质下、心、脑、肾、神门、交感、枕、内分泌	常规入院宣教和出院指导，在此基础上对照组进行常规护理	有关失眠的治疗标准

续表

纳入研究	年龄（T/C，岁）	病程（T/C，月）	例数（T/C）	干预措施	对照措施	结局指标
赵言，2016年	（53.66± 4.42）/（54.15±4.26）	（15.35±3.17）/（14. 64 ±3.31）	45/45	采用耳穴压豆法改善睡眠质量	常规方法改善睡眠质量，如健康宣教，指导患者自我监测血糖，给患者制定饮食和运动方案	匹兹堡睡眠质量指数量表（PSQI）
高成娥，2018年	（52.5±7.5）/（52.7±7.4）	（9.7±1.8）/（9.8±1.9）	45/45	常规西药治疗措施基础上，辅以耳穴压豆联合穴位贴敷治疗	常规西药治疗	PSQI
周英淳，2012年	（66±5.83）/（65±5.80）	[（8～29）±14]/[（8～28）±15]	30/30	在常规糖尿病及失眠治疗、护理基础上，增加耳穴压豆配合辨证施护	常规糖尿病及失眠的治疗、护理措施	有关失眠的治疗标准
陈群梅，2015年	（54.2±6.4）/（53.3±6.5）	（1.6±0.6）/（1.4±0.8）	50/50	在常规糖尿病及失眠治疗、护理基础上，增加中药沐足、足底按摩和耳穴压豆	常规的改善睡眠和控制血糖等传统护理干预措施，其中包括自我检测血糖、健康宣教、药物干预、科学膳食及情志护理等	PSQI
李先尧，2014年	（18 ～ 80）	—	30/30	辨证施护配合耳穴压豆护理	常规护理	有关失眠的治疗标准
袁晓玲，2018年	（61.23±5.54）/（61.19±5.59）	（5.68±1.04）/（61.19±5.59）	45/45	在对照组护理基础上，施以中医情志护理配合耳穴压豆护理	常规护理，包括健康宣教、基础护理、运动指导、血糖检测	PSQI、自我管理行为量表
王树影，2017年	（66.2±6.3）/（67.5±6.1）	—	35/35	常规中医基础护理配合耳穴压豆，采用相关文献发表结果推算开穴时日	常规中医基础护理配合耳穴压豆，护理人员自行选择时间进行耳穴按压	PSQI、睡眠质量、睡眠时间、睡眠效率、睡眠障碍、日间功能障碍

注：①T为干预组；②C为对照组；③—为未报告。

表 7-2 纳入随机对照试验的偏倚风险评价

纳入研究	随机	盲法（评估者）	分配隐藏	结果数据的完整性	选择性报告	其他
苏宁，2009 年	随机数字表	不清楚	不清楚	无失访	不清楚	不清楚
赵言，2016 年	不清楚	不清楚	不清楚	无失访	不清楚	不清楚
高成娥，2018 年	随机数字表	不清楚	不清楚	无失访	不清楚	不清楚
周英淳，2012 年	随机数字表	不清楚	不清楚	无失访	不清楚	不清楚
陈群梅，2015 年	随机数字表	不清楚	不清楚	无失访	不清楚	不清楚
李先尧，2014 年	随机平行对照方法	不清楚	不清楚	无失访	不清楚	不清楚
袁晓玲，2018 年	随机数字表	不清楚	不清楚	无失访	不清楚	不清楚
王树影，2017 年	随机数字表	不清楚	不清楚	无失访	不清楚	不清楚

三、证据内容

（一）耳穴压豆操作方法

选用王不留行籽（圆形、表面光滑、质地坚硬、无毒副作用）为贴压物，固定在 0.6cm×0.6cm 氧化锌胶布中间。患者端坐或平卧，全身放松，操作者选取患者一侧耳郭并固定，右手持探测棒自上而下在选区内找准穴位敏感点，即为压豆点，留下压痕，以 75% 乙醇消毒耳部皮肤，将王不留行籽贴在选定穴位上，并按压数秒，使患者感觉酸、胀、热为宜，切忌揉搓。目前，对于每天按压穴位的次数和时长没有统一的标准。苏宁等认为，贴压期间应嘱患者每天按压 2～3 次，每次 1～2 分钟，3～7 日更换 1 次，2 次为 1 个疗程，2 个疗程总结疗效（JBI，1c- 级证据）。

高成娥等认为，贴压期间应嘱患者每天按压 3 次，每次每个穴位按压 2 分钟，两耳交替进行，连续治疗 14 天（JBI，1c- 级证据）。周英淳等认为，耳穴压豆应每天按压王不留行籽 2 ～ 3 次，每次 3 ～ 5 分钟，3 天更换 1 次耳贴，两耳交替，4 次为 1 个疗程，治疗 12 天后观察护理效果（JBI，1c- 级证据）。黄春容等认为，患者应每日按压王不留行籽 3 ～ 5 次，每次 1 ～ 2 分钟，10 天为 1 个疗程，一般治疗 2 ～ 3 个疗程（JBI，1c- 级证据）。李敏等认为，患者应每天按压王不留行籽 4 ～ 6 次，每次 3 ～ 5 分钟，每 3 天换 1 次耳贴，两耳交替，4 次为 1 个疗程，治疗 12 天后观察护理效果（JBI，1c- 级证据）。王树影等认为，患者应按时选穴，结合文献推算开穴时日，选择每日辰时、午时、酉时（JBI，1c- 级证据）。

（二）耳穴压豆注意事项

两项病例回顾性研究表明，在对患者进行耳穴压豆治疗时需注意以下事项。

1. 对患者耳郭进行全面检查，如有溃疡、湿疹、冻疮破溃不宜采用；凝血功能较差、易引发出血倾向的患者不宜采用；有习惯性流产史的孕妇禁用（SIGN，3 级证据）。

2. 操作前询问患者是否对胶布过敏，若无过敏才可进行操作，过敏者可用黏合纸代之（SIGN，3 级证据）。

3. 操作过程应严格消毒，谨防感染。患者贴耳穴后注意防水，以免脱落和胶布潮湿造成皮肤感染（SIGN，3 级证据）。

4. 睡前 1 小时暂停按压，防止因疼痛而影响睡眠（SIGN，3 级证据）。

（三）消渴不寐症的常规护理及耳穴压豆辨证施护

王树影等研究证明，神门、心、内分泌、皮质下和交感穴是临床广为应用并且疗效肯定的耳穴（SIGN，3 级证据）。神门穴有镇静安神、止痛作用，可通过抑制神经过度的亢奋，平复狂躁的情绪，是治疗要穴，常用于治疗神经衰弱、失眠、多梦等。研究表明，刺激神门穴，能增加人体椎基底动脉的血流速度，改善脑循环，提高睡眠质量。心穴具有宁心安神、调和营血、清泻心火的作用。心主神明，心气衰弱则容易导致神明主宰失司，出现神经衰弱，所以治疗上需要使患者安心调神。内分泌穴是内分泌系统的代表区，常用于调节由内分泌紊乱引起的各种疾病。皮质下穴是大脑皮层的代表区，有调节大脑皮层的兴奋或抑制作用，可用于因大脑皮层兴奋或抑制失调而引起的各种症候。交感穴能调节自主神经，治疗因自主神经紊乱而引起的疾病。以下是不同证型消渴不寐症耳穴压豆的辨证施护。

1. 心脾两虚

主症：多梦易醒，心悸健忘。

兼症：头晕目眩，肢倦神疲，饮食无味，面色少华，或脘闷纳呆，舌质淡，苔薄白，或苔滑腻（SIGN，3 级证据）。

选穴：心、脾、神门、皮质下等穴位（SIGN，3 级证据）。

2. 阴虚火旺

主症：心烦不寐，心悸不安。

兼症：头晕耳鸣，健忘，腰酸梦遗，五心烦热，口干津少；舌质红，少苔或无苔，脉细数（SIGN，3 级证据）。

选穴：肝、肾、神门、心、枕、内分泌、皮质下等穴位（SIGN，3 级证据）。

3. 心胆气虚

主症：不寐多梦，易于惊醒，胆怯恐惧，遇事易惊。

兼症：心悸气短，倦怠，小便清长，或虚烦不寐，形体消瘦，面色㿠白，易疲劳，舌质淡，苔薄白，或舌红，脉弦细，或弦弱（SIGN，3 级证据）。

选穴：神门、心、交感、皮质下、胆、脾等穴位（SIGN，3 级证据）。

4. 肝火上扰

主症：不寐，急躁易怒，严重者彻夜不寐。

兼症：胸闷，胁痛，口渴喜饮，不思饮食，口苦而干，目赤耳鸣，小便黄赤，或头晕目眩，头痛欲裂，大便秘结，舌质红，苔黄，或苔黄燥，脉弦，或弦滑数（SIGN，3 级证据）。

选穴：肝、胆、神门、内分泌、皮质下等穴位（SIGN，3 级证据）。

5. 痰热内扰

主症：不寐头重，痰多胸闷。

兼症：心烦，嗳气，口苦，目眩，或大便秘结，彻夜不寐，舌质红，苔黄腻，脉滑数（SIGN，3 级证据）。

选穴：脾、肺、三焦、大肠、神门、内分泌等穴位（SIGN，3 级证据）。

6. 心肾不交

主症：心烦失寐，心悸不安，腰膝酸软。

兼症：眩晕，耳鸣，健忘，咽干口燥，五心烦热，遗精带下，舌红，脉细数（SIGN，3 级证据）。

选穴：心、肝、脾、肾、胆、胃、神门、皮质下、枕、垂前（SIGN，3 级证据）。

7. 燥热伤肺

主症：思绪纷扰，辗转难以入睡。

兼症：烦渴多饮，舌燥，饮随渴，咽喉肿痛，舌红少津，苔少或无苔，脉数（SIGN，3 级证据）。

选穴：内分泌、肺、胃、胰、交感、神门（SIGN，3 级证据）。

8. 胃燥津伤

主症：入睡困难，多梦易醒。

兼症：喜食善饥，渴多饮，体消瘦，便秘结，频数，舌红、黄，脉滑数或细数（SIGN，3 级证据）。

选穴：胃、脾、三焦、内分泌、神门（SIGN，3 级证据）。

9. 肾阴亏虚

主症：失眠多梦，腰膝酸软。

兼症：心烦热，头晕耳鸣，腰膝酸软，尿频，量多，如脂膏，尿甜，干唇燥，渴而多饮，皮肤干燥、瘙痒，男子遗精，女子月经不调，舌红或脉细数（SIGN，3 级证据）。

选穴：肾、内分泌、神门、肝、皮质下（SIGN，3 级证据）。

推荐耳穴压豆治疗消渴不寐症疗效评价标准为与失眠有关的疗效标准和 PSQI，见表 7–3。此外，袁晓玲等研究推荐应用 PSQI 的同时，还可应用糖尿（SDSCA）进行评估。SDSCA 共 11 个条目，包括 6 个维度，每个条目分为 0 ～ 7 分共 8 个等级，总分值为 77 分，分值越高表示患者的自我管理能力越好。李敏和王宏等研究通过统计患者入睡时间、醒觉次数及睡眠时长来判定应用耳穴压豆的治疗效果。

失眠诊断标准：①治愈，治疗后患者的临床症状全部消失，睡眠时间恢复正常或夜间睡眠时间 6 小时以上，睡眠深沉，醒后精力充沛。②显效，睡眠明显好转，睡眠时间增加 3 小时以上，睡眠深度增加，但总睡眠时间不足 6 小时。③有效，失眠症状减轻，睡眠时间较之前增加但不足 3 小时。④无效，治疗后失眠无明显改善，或反复加重。

表 7-3　匹兹堡睡眠质量指数量表（PSQI）

条目	项目	评分			
		0	1	2	3
1	近一个月，晚上上床睡觉通常在 ____ 点钟				
2	近一个月，从上床到入睡需要 ____ 分钟	□≤ 15 分钟	□ 16 ～ 30 分钟	□ 16 ～ 30 分钟	□≥ 60 分钟
3	近一个月，通常在早上 ____ 点起床				
4	近一个月，每夜通常实际睡眠 ____ 小时（不等于卧床时间）				
5	近一个月，因下列情况影响睡眠而烦恼				
	a. 入睡困难（30 分钟内不能入睡）	□无	□< 1 次 / 周	□ 1 ～ 2 次 / 周	□≥ 3 次 / 周
	b. 夜间易醒或早醒	□无	□< 1 次 / 周	□ 1 ～ 2 次 / 周	□≥ 3 次 / 周
	c. 夜间去厕所	□无	□< 1 次 / 周	□ 1 ～ 2 次 / 周	□≥ 3 次 / 周
	d. 呼吸不畅	□无	□< 1 次 / 周	□ 1 ～ 2 次 / 周	□≥ 3 次 / 周
	e. 咳嗽或鼾声高	□无	□< 1 次 / 周	□ 1 ～ 2 次 / 周	□≥ 3 次 / 周
	f. 感觉冷	□无	□< 1 次 / 周	□ 1 ～ 2 次 / 周	□≥ 3 次 / 周
	g. 感觉热	□无	□< 1 次 / 周	□ 1 ～ 2 次 / 周	□≥ 3 次 / 周
	h. 做噩梦	□无	□< 1 次 / 周	□ 1 ～ 2 次 / 周	□≥ 3 次 / 周
	i. 疼痛不适	□无	□< 1 次 / 周	□ 1 ～ 2 次 / 周	□≥ 3 次 / 周
	j. 其他影响睡眠的因素如有，请说明	□无	□< 1 次 / 周	□ 1 ～ 2 次 / 周	□≥ 3 次 / 周
6	近一个月，总的来说，您的睡眠质量	□很好	□较好	□较差	□很差
7	近一个月，您用药物催眠的情况	□无	□< 1 次 / 周	□ 1 ～ 2 次 / 周	□≥ 3 次 / 周
8	近一个月，您常感到困倦吗	□无	□< 1 次 / 周	□ 1 ～ 2 次 / 周	□≥ 3 次 / 周
9	近一个月，您做事情的精力不足吗	□没有	□偶尔有	□有时有	□经常有

计算方法：

成分	内容	评分			
		0	1	2	3
A. 睡眠质量	条目 6 计分	□很好	□较好	□较差	□很差
B. 入睡时间	条目 2 和 5a 计分累计	□ 0 分	□ 1 ～ 2 分	□ 3 ～ 4 分	□ 5 ～ 6 分
C. 睡眠时间	条目 4 计分	□> 7 小时	□ 6 ～ 7 小时（不含 6 小时）	□ 5 ～ 6 小时（含 6 小时）	□< 5 小时
D. 睡眠效率	以条目 1、条目 3、条目 4 的应答计算睡眠效率	□> 85%	□ 75% ～ 85%（不含 75%）	□ 65% ～ 75%（含 75%）	□ <65%
E. 睡眠障碍	条目 5b ～ 5j 计分累计	□ 0 分	□ 1 ～ 9 分	□ 10 ～ 18 分	□ 19 ～ 27 分
F. 催眠药物	条目 7 计分	□无	□< 1 次 / 周	□ 1 ～ 2 次 / 周	□≥ 3 次 / 周
G. 日常功能障碍	条目 8 和 9 计分累计	□ 0 分	□ 1 ～ 2 分	□ 3 ～ 4 分	□ 5 ～ 6 分

注：睡眠效率计算方法：PSQI 总分 = 成分 A+ 成分 B+ 成分 C+ 成分 D+ 成分 E+ 成分 F+ 成分 G

0 ～ 5 分睡眠质量很好；6 ～ 10 分睡眠质量还行；11 ～ 15 分睡眠质量一般；6 ～ 21 分睡眠质量很差

四、证据评价

本章所采用的证据主要来源于 8 篇随机对照试验研究，原始研究样本量较少，或方法论尚未改进，部分证据缺乏严格的临床试验，但经过临床实践验证的有效措施，仍具有参考和借鉴价值。在整理、归纳上述证据内容的过程中，需要对证据等级和推荐分级进行细化比较和归纳，以 SIGN 证据分级系统和 JBI 干预性研究证据预分级的等级系统为基础，进行转化、核对和比对，最终生成统一的证据质量等级和推荐级别。证据强度综合性比较好，有利于推广和临床应用。

五、总结与建议

耳穴压豆，作为一种基于中医经络理论的外治疗法具有独特优势，且该法操作简便，效果良好，不受时间和地点等条件的限制，易于被患者所接受。耳穴压豆能够改善消渴不寐症患者的睡眠质量，减轻晨起头晕、昏沉等症状。与西药相比，耳穴压豆无依赖成瘾、耐药性等问题，不良反应小，更适合长期治疗。耳穴压豆治疗消渴不寐症的护理证据包括以下内容。

1. 穴位选择，需要根据患者病情的不同辨证施护。心脾两虚患者可选择心、脾、神门、皮质下等穴位；阴虚火旺患者可选择肝、肾、神门、心、枕、内分泌、皮质下等穴位；心胆气虚患者可选择神门、心、交感、皮质下、胆、脾等穴位；肝火上扰患者可选择肝、胆、神门、内分泌、皮质下等穴位；痰热内扰可选择脾、肺、三焦、大肠、神门、内分泌等穴位；心肾不交患者可选择心、肝、脾、肾、胆、胃、神门、皮质下、枕、垂前等穴位；燥热伤肺患者可选择内分泌、肺、胃、胰、交感、神门耳穴；胃燥津伤患者可选择胃、脾、三焦、内分泌、神门耳穴；肾阴亏虚患者可选择肾、内分泌、神门、肝、皮质下耳穴。

2. 对消渴不寐症患者进行耳穴压豆治疗时，需注意其耳郭的状况，凝血功能较差及有习惯性流产史的患者不宜采用。

证据等级见表 7–4，建议推荐等级见表 7–5、表 7–6。

表 7–4 证据等级（SIGN，2023 年版）

证据等级	具体描述
1++ 级证据	高质量 RCT 的 Meta 分析、系统评价，或极低偏倚风险的 RCT
1+ 级证据	较高质量 RCT 的 Meta 分析、系统评价，或极低偏倚风险的 RCT
1– 级证据	RCT 的 Meta 分析、系统评价，或高偏倚风险的 RCT
2++ 级证据	高质量病例对照或队列研究的系统评价，或极低混杂、偏倚风险而因果关联大的病例对照或队列研究
2+ 级证据	较低混杂、偏倚风险且因果关联较大的质量较高的病例对照或队列研究
2– 级证据	较高混杂，偏倚风险且因果关联较小的病例对照或队列研究
3 级证据	非分析性研究，如病例报告、系列病例分析
4 级证据	专家意见

表 7-5　建议推荐等级（SIGN，2023 年版）

推荐级别	适用标准
A 级推荐	直接适用于目标人群的 1++ 或 1+ 级证据
B 级推荐	直接适用于目标人群的 2++ 或 2+ 级证据；1++ 或 1+ 级证据的外推证据
O 级推荐	证据级别为 3 或 4；2++ 级证据或 2+ 级证据的外推证据
GPP 级推荐	最佳实践观点或专家意见：基于指南制定小组临床经验推荐的最佳实践

表 7-6　证据推荐级别（JBI，2014）

推荐级别	判断标准	表达式举例
A 级推荐：强推荐	1. 明确显示干预措施利大于弊或弊大于利 2. 高质量证据支持应用 3. 对资源分配有利或无影响 4. 考虑了患者的价值观、意愿和体验	卫生保健专业人员应该为社区 2 型糖尿病患者提供血糖控制自我管理方式方面的书面信息
B 级推荐：弱推荐	1. 干预措施利大于弊或弊大于利，尽管证据尚不够明确 2. 有证据支持应用，尽管证据质量不够高 3. 对资源分配有利或无影响或有较小影响 4. 部分考虑或并未考虑患者的价值观、意愿和体验	卫生保健专业人员可向社区 2 型糖尿病患者演示胰岛素注射笔的使用方法

第八章 胸痹患者穴位贴敷法循证实践

胸痹其主要临床表现为胸部闷痛，严重时可放射至背部，导致患者喘息不得卧。《金匮要略》中将此病称为“胸痹”，而西医学中的冠心病、心绞痛则属于这一范畴。胸痹的发病因素多样，如饮食不节、寒邪入侵、劳倦内伤、情志不调及年老体弱等。随着社会经济的发展、人口结构的老龄化及居民生活方式的改变，胸痹的发病率和死亡率呈上升趋势，对人类生命健康构成了严重威胁。尽管西医学在治疗胸痹方面取得了显著疗效，但存在易复发和不良反应多的问题。近年来，中药穴位贴敷疗法作为一种中医外治疗法，因其简便廉验的特点，在临床上得到了广泛应用，并受到了越来越多患者的认可。

中药穴位贴敷疗法是通过选择适当的药物，将其烘干研末后，加入蜂蜜、姜汁等调和成药饼或膏状，直接贴敷于穴位上。这种疗法利用药物、腧穴及经络的相互作用，达到治疗胸痹的目的。在现代药剂学中，穴位贴敷疗法被称为经皮给药，与口服给药相比，它避免了“首过消除”和“胃肠灭活”效应，从而获得单纯用药所不能达到的疗效。中药穴位贴敷疗法在治疗胸痹方面具有独特优势，值得进一步研究和推广。本章主要探讨胸痹患者穴位贴敷的循证实践。

一、临床情境及护理问题

（一）临床情境

马某，女，52岁。2020年7月初就诊。主诉：阵发性胸痛、胸闷1年，加重伴心悸2天。现症：阵发性胸闷痛，心悸，口干，乏力，气短，心烦，纳差、小便可，大便不成形，日行1次，舌红、苔黄厚、脉细。患者既往冠心病史5年，目前口服酒石酸美托洛尔等药物。查体：体温（T）36.2℃，心率（P）72次/分，血压（BP）128/79mmHg。心电图显示：异位心律；ST-T改变。中医诊断：胸痹（气虚血瘀证）；西医诊断：冠状动脉粥样硬化性心脏病，心功能Ⅱ级。遵医嘱给予患者穴位贴敷治疗，同时给予健康宣教。

（二）护理问题

1. 在穴位贴敷过程中需要注意哪些事项？
2. 护理人员如何为胸痹患者有效实施穴位贴敷？
3. 如何对患者及其家属进行健康教育以提升穴位贴敷治疗的依从性？

二、检索证据

中文检索关键词为“中医”“胸痹”“中药贴敷”“穴位贴敷”“贴敷”“敷贴”，英文检索关键词为“acupoint application”“traditional chinese medicine”“coronary heart disease”“chest arthralgia”，通过这些检索词，检索该领域相关临床实践指南、系统评价及各种类型临床试验的循证资源。检索数据库来源包括 Cochrane 循证医学数据库、JBI 卫生保健数据库、CBM 中国生物医学数据库、PubMed、中国期刊网全文数据库（CNKI）、万方数据库、维普数据（VIP）等。

经过上述初步的检索，共检索到相关文献 583 篇，相关临床实践指南 1 篇、系统评价 /Meta 分析 4 篇、临床研究 18 篇。相关原始研究的研究内容及系统评价，不同类型的文献采用各自的质量评价工具进行质量评价，RCT 评价工具为 Cochrane 偏移评估工具 1.0，系统评价的评价工具为 AMSTAR–2（表 2–12）。RCT 评价工具为 Cochrane 偏移评估工具 1.0（表 2–1），共 6 个方面，对每个领域可做出“高风险”“低风险”“不清楚”三种判断，若完全满足所有标准则表示偏倚风险低，评为 A 级；若部分满足则表示有中度偏倚的风险，评为 B 级；若完全不满足则表示偏倚风险高，评为 C 级，剔除该文献。相关原始研究的研究内容及系统评价，见表 8–1、表 8–2、表 8–3、表 8–4。

表 8–1 纳入研究的基本特征

纳入研究	年龄（T/C，岁）	病程（T/C，月）	例数（T/C）	干预措施	对照措施	结局指标
史翠华，2019 年	（62.38±2.48）/（62.47±2.59）	（7.95±1.28）/（7.94±1.32）	50/50	常规护理，主要包括指导患者饮食、健康宣教等	辨证施护联合穴位贴敷	护理效果
刘淑玲，2019 年	（54.8±12.6）/（54.9±11.7）	（7.86±2.43）/（8.26±2.41）	43/43	常规西药治疗，包括调脂稳斑、控制血压、控制心率、抗血小板聚集等冠心病二级预防治疗	常规西药治疗的基础上加用速效救心丸联合穴位贴敷	心绞痛发作频率和持续时间、中医证候积分、C 反应蛋白
王忠良，2018 年	（62.2±13.5）/（61.7±12.3）	（4.0±3.9）/（3.6±3.3）	40/40	常规西药治疗，治疗组加用心脉通贴于穴位贴敷，每日 1 次，每次 30 分钟，疗程共 8 周	常规西药治疗	心绞痛发作变化、中医症候积分、生存质量评价、心肌缺血总负荷、炎症因子检测
郑俊，2017 年	—	—	30	穴位贴敷	—	每天早、晚各记录 1 次血压
张伟，2016 年	（59.2±8.3）/（58.7±7.6）	（2.4±1.2）/（2.2±1.3）	45/45	常规内科治疗加中药穴位贴敷治疗	常规内科治疗	心绞痛发作频率、症状持续时间、硝酸甘油用量、躯体活动受限程度、心绞痛稳定状态、治疗满意程度、疾病认识程度
蒙雅群，2017 年	（57.5±7.5）/（56.8±7.8）	（15.5±5.5）/（16.1±5.8）	42/42	采用中医活血化瘀、调脂、抗血小板聚集等作为基础治疗，在此基础上加用中药穴位贴敷	对照组在基础治疗的同时，内服血府逐瘀汤	心绞痛缓解情况、发作次数、疼痛持续时间、疼痛评分及疼痛减少率

续表

纳入研究	年龄（T/C，岁）	病程（T/C，月）	例数（T/C）	干预措施	对照措施	结局指标
延秀敏，2017年	（58.54± 8.45）/（61.31±9.28）	（8.61± 3.95）/（7.50±4.06）	70/70	常规口服西药和口服定痛救心汤，另加外用穴位贴敷心痛膏	常规口服西药和口服定痛救心汤，另加空白帖	心绞痛发作情况、心电图改善情况、中医症候改善情况、硝酸甘油停减情况、血脂及随访情况
王贺，2017年	55.26/56.58	—	30/30	穴位贴敷联合常规内科治疗	内科常规治疗	心绞痛疗效及改善情况（发作频率、持续时间、疼痛程度、硝酸甘油服用量）、中医症候改善情况
马新飞，2016年	62.5/61.5	—	45/45	在对照组的基础上，加用穴位贴敷疗法	口服阿司匹林、硝酸异山梨酯、美托洛尔、阿托伐他汀	心绞痛改善情况
鲍克剑，2016年	（63±6）/（64±6）	—	30/30	在对照组治疗基础上，取膻中、内关（双）、虚里（双）、三阴交（双）穴，采用胸痹贴外贴，共7贴，每日1次，每次12小时。14天为1个疗程	西药基础治疗	心绞痛计分标准、常规心电图检查、患者不良反应
郭新娥，2015年	（62.6 ±2.1）/（63.1 ± 1.2）	（7.9 ± 1.2）/（7.8± 1.3）	100/100	辨证施护、基础治疗及穴位贴敷	普通护理和基础治疗	临床疗效、临床满意度
沈春妹，2015年	（65.5±4.40）/（64.28+3.70）	—	30/30	在西药治疗基础上加穴位敷贴	单纯西药治疗	心绞痛发作次数、持续时间、疼痛情况、硝酸甘油停减率
张丽君，2014年	—	—	40/40	常规用药和心脉疏膏穴位贴敷，30天1个疗程	常规用药和空白贴	心绞痛日发作次数、治疗前后静息心电图变化、硝酸甘油用量变化以及血清总胆固醇、三酰甘油、高密度脂蛋白胆固醇、低密度脂蛋白的变化
王冉，2014年	（67.32±5.78）/（58.89±6.32）	（10.33±3.52）/（12.34±3.88）	60/60	常规治疗基础上采用心痛贴膏穴位贴敷治疗	常规治疗	疗效、体征、症状改善情况，以及心电图、舌象、脉象的变化
曾小玲，2014年	（58 ～ 88）	—	70/70	在对照组的基础上予穴位贴敷	常规治疗	临床疗效、心电图疗效有效率

续表

纳入研究	年龄（T/C，岁）	病程（T/C，月）	例数（T/C）	干预措施	对照措施	结局指标
张赪辉，2012年	69.5/70.2	病程2个月至25年	43/43	根据临床辨证选穴，每次选穴2～4个，确定两组穴位，每日1组。治疗前后每天记录心绞痛发作次数及硝酸甘油用量	口服阿司匹林100mg、每日1次，单硝酸异山梨酯缓释片60mg、每日1次，阿托伐他汀10mg、每晚随餐口服1次。15天为1个疗程	血、尿常规，肝、肾功能，疗效，心电图变化
闫变丽，2011年	（62.54±4.11）/（60.50±5.08）	—	30/30	在西药基础治疗的基础上加胸痹1号穴位敷贴	西药基础治疗	中医症候改善情况、心电图变化、心电图变化及硝酸甘油用量
刘俊娇，2011年	（65.77±8.37）/（65.96±7.69）	—	—	常规心绞痛治疗和心绞痛贴膏穴位贴敷。每穴一贴，每次4～6小时，每日1次	常规心绞痛治疗	心绞痛症状、中医症候改善情况、硝酸甘油停减率

注：① T 为干预组；② C 为对照组；③—为未报告。

表 8–2　纳入随机对照试验的偏倚风险评价

纳入研究	随机	盲法（评估者）	分配隐藏	结果数据的完整性	选择性报告	其他
史翠华，2019年	计算机随机	不清楚	不清楚	无失访	否	不清楚
刘淑玲，2019年	不清楚	不清楚	不清楚	无失访	否	不清楚
王忠良，2018年	随机数字表	不清楚	不清楚	无失访	否	不清楚
郑俊，2017年	不清楚	不清楚	不清楚	无失访	否	不清楚
张伟，2016年	随机数字表	不清楚	不清楚	有失访	否	不清楚
蒙雅群，2017年	不清楚	不清楚	不清楚	不清楚	否	不清楚
延秀敏，2017年	随机数字表	不清楚	不清楚	无失访	否	不清楚
王贺，2017年	不清楚	不清楚	不清楚	无失访	否	不清楚
马新飞，2016年	不清楚	不清楚	不清楚	无失访	否	不清楚
鲍克剑，2016年	随机数字表	不清楚	不清楚	无失访	否	不清楚
郭新娥，2015年	不清楚	不清楚	不清楚	无失访	否	不清楚
沈春妹，2015年	随机数字表	不清楚	不清楚	无失访	否	不清楚
张丽君，2014年	不清楚	不清楚	不清楚	无失访	否	不清楚
王冉，2014年	不清楚	不清楚	不清楚	无失访	否	不清楚
曾小玲，2014年	不清楚	不清楚	不清楚	无失访	否	不清楚
张赪辉，2012年	随机数字表	不清楚	不清楚	无失访	否	不清楚
闫变丽，2011年	不清楚	不清楚	不清楚	无失访	否	不清楚
刘俊娇，2011年	不清楚	不清楚	不清楚	无失访	否	不清楚

表 8–3　纳入系统评价及 Meta 分析的基本特征

作者年份	纳入试验数量	研究类型	样本量	试验组治疗方法	对照组治疗方法	质量评价工具	结局指标	主要结论
隋吉峰，2018	16	RCT	1081	中药穴位贴敷为中医药干预手段，1 次 / 日，疗程 7 ～ 14 天，其中 3 篇文献为 20 ～ 30 天	空白、安慰剂或单纯常规治疗	Cochrane 手册	心绞痛症状改善有效率、心电图改善有效率、中医证候改善情况、硝酸甘油减停率、安全性	中药穴位贴敷在提高心绞痛症状改善有效率、改善心电图缺血、减少硝酸甘油使用、改善中医症状、提高，降低总胆固醇、甘油三酯等方面具有一定的疗效
王田田，2014	16	RCT	1278	穴位贴敷加常规治疗，疗程未报告	凡士林贴敷加常规治疗或单纯常规治疗	Jadad 评分	穴位贴敷疗法可减少冠心病心绞痛患者临床症状发作；穴位贴敷疗法可改善冠心病心绞痛患者心电图	穴位贴敷疗法治疗冠心病心绞痛有效且相对安全
张泽，2017	16	RCT	822	在常规西药基础上加用穴位贴敷治疗，疗程未报告	常规西药治疗，或常规西药加凡士林穴位贴敷治疗	Cochrane 手册	心绞痛症状改善有效率、心电图改善有效率、中医证候疗效、理化检查指标	穴位贴敷治疗可以减轻冠心病心绞痛患者相关症状，减少硝酸甘油使用量；同时可以改善中医证候疗效积分，调节血脂
张玲霖，2015	9	RCT	823	穴位敷贴加中药治疗，穴位敷贴加西药治疗	常规中药治疗或常规西药治疗	Jadad 评分	心绞痛疗效、心电图疗效、中医证候疗效	穴位敷贴治疗稳定型心绞痛的文献整体质量偏低，缺乏高质量的临床研究

表 8-4 纳入系统评价及 Meta 分析的偏倚风险评价

纳入研究	①	②	③	④	⑤	⑥	⑦	⑧	⑨	⑩	⑪	⑫	⑬	⑭	⑮	⑯
隋吉峰，2018	是	是	是	是	是	是	缺少排除文献的清单	是	是	否	是	是	是	是	是	未报告纳入研究资助
王田田，2014	是	是	是	是	是	是	缺少排除文献的清单	是	是	否	是	是	是	是	是	未报告纳入研究资助
张泽，2017	是	是	是	否	是	是	缺少排除文献的清单	否	是	否	是	是	是	是	是	未报告纳入研究资助
张玲霖，2015	是	是	是	是	是	是	缺少排除文献的清单	是	是	否	是	是	是	是	是	未报告纳入研究资助

注：①研究问题和纳入标准是否包括“PICO”部分；②是否声明在系统评价实施前确定了系统评价的研究方法。对于与研究方案不一致之处是否进行了说明；③系统评价者是否说明了纳入文献的研究类型；④系统评价者的文献检索策略是否全面；⑤系统评价者是否采取了双人重复筛选文献；⑥系统评价者是否采取了双人重复提取数据；⑦系统评价者是否提供了排除文献的清单并说明理由；⑧系统评价者是否详细描述了纳入的研究；⑨系统评价者是否使用了合适的工具来评估每项纳入研究的偏倚风险；⑩系统评价者是否报告了各项纳入研究的资助来源；⑪如果开展了 Meta 分析，系统评价者是否使用了合适的统计学方法合并研究结果；⑫如果开展了 Meta 分析，系统评价者是否评估了每个研究的偏倚风险对 Meta 分析结果或其他证据综合结果的潜在影响；⑬系统评价者在解释 / 讨论研究结果时是否考虑了纳入研究的偏倚风险；⑭系统评价者是否对研究结果的异质性给出了合理的解释和讨论；⑮如果系统评价者进行了定量合并，是否对发表偏倚（小样本研究偏倚）进行了充分的调查，并讨论了其对结果可能产生的影响；⑯系统评价者是否报告了任何潜在的利益冲突来源，包括所接受的任何用于进行系统评价的资助。

三、证据内容

（一）评估

护理人员在开始穴位贴敷前，先对患者进行系统评估，并注意排除禁忌症，具体包括：贴敷部位有创伤、溃疡者禁用；对药物或敷料成分过敏者禁用；久病、体弱、消瘦及严重心肝肾功能障碍者慎用；孕妇、幼儿慎用；颜面部慎用；糖尿病患者慎用。

（二）贴敷处方选择

中华中医药学会《中医养生保健技术操作规范（Ⅱ）穴位贴敷》指出：“凡是临床上有效的汤剂、方剂，一般都可以熬膏或研末作为穴位贴敷，防治相应疾病。”清代外治法大师吴师机言“膏中之药必得气味俱厚者，方能得力。”由此可见，敷贴用药多用气味俱厚之品，以辛窜透达之品开经通络，引药深入。如红花辛，温，具有行血调血的功效；川芎辛温，为血中气药，既能活血又能行气；冰片辛凉，芳香通窍，可引诸药入络等。陈琳等通过对 141 篇文献、97 个穴位贴敷药物处方、穴位贴敷治疗胸痹用药频次整理发现，川芎、冰片、丹参、乳香、细辛、没药、檀香、红花、三七、肉桂十味药在处方中使用频率在 20% 以上，共占药物出现频次的 49.65%。根据分层聚类分析，将其分为 6 类：第 1 类为三七、檀香，散瘀活血，理气止痛；第 2 类为没药、红花，活血化瘀，消肿定痛；第 3 类为乳香，调气，活血止痛；第 4 类为细辛、肉桂，祛风散寒，活血止痛；第 5 类为川芎、冰片，行气开郁，活血消肿；第 6 类为丹参，祛瘀止痛，清心除烦。

（三）贴敷穴位选择

经络学说对穴位贴敷选穴配伍具有指导意义，其配伍规律与针灸选穴基本一致，具有循经取穴、局部取穴、远端取穴、重视特定穴和经外奇穴等相结合使用的特点。例如，根据中医“以背为阳，以腹为阴”的理论，刺激背部腧穴，激发自身阳气以达到扶正祛邪的作用。临床操作过程中一般取 6 ～ 8 穴，选穴少而精也是穴位贴敷的一大特点。

（四）贴敷时机选择

11：00 ～ 13：00、17：00 ～ 19：00 贴敷穴位，可以使药物更容易随气血的运行和阴阳的转化而入心经、肾经，充分发挥药物的效能，使临床治疗冠心病心绞痛取得满意疗效。

（五）敷贴制作方法

临床所用的敷贴大多数为各医院或科室自行配置，常用的制作方法为将药物按比例混合均匀，烘干研末，加姜汁、蜂蜜、醋水等作为赋形剂，调和成软膏剂，其次也可做成糊剂、丸剂、饼剂、散剂、膜剂等剂型。配置好的药膏应保持一定的湿度，以能够成形为度。常用赋形剂有蜂蜜（保湿且具有抗氧化的作用，可缓解疼痛、收敛生肌）、姜汁（活血化瘀，散寒驱邪）、鸡蛋清（含蛋白质、凝胶等，可加快中药的释放）、凡士林（穿透性好，黏附性适宜）、大蒜汁（刺激性大，可增加黏附性）、酒、醋、水、药汁、盐水等。膏药厚度临床一般以 0.2 ～ 0.3cm 为宜，大小一般以直径为 1 ～ 2cm、能覆盖住穴位为宜，应注意考虑患者个体差异。

（六）穴位贴敷基本操作方法

操作前，护理人员需观察患者选穴部位处皮肤是否有皮疹、溃破等情况，如无异常，用乙醇棉球清洁消毒，乙醇过敏者可用 0.9% 生理盐水或温水清洗并擦干皮肤。根据选穴为患者选取合适的体位，以患者舒适、护理人员便于操作的治疗体位为宜，充分暴露患处，必要时用屏风遮挡患者，保护隐私。将配制好的药膏贴于患者穴位上，用医用透气胶贴等妥善固定，避免敷贴脱落或药物污染衣物，也可以加敷料或棉垫覆盖，再用胶布或绷带固定，松紧适宜。贴敷过程中，护理人员应注意随时观察患者贴敷部位局部皮肤情况，询问患者有无不适感。操作完毕后，护理人员协助患者擦净局部皮肤，将患者安置于舒适体位，做好护理记录。

（七）贴敷时间及次数

根据疾病类型、发病程度、患者症状、选用中药，考虑个体差异以决定穴位贴敷时间。为减少过敏反应，保证皮肤呼吸，贴敷时长以 4 ～ 8 小时为宜，一般不超过 12 小时。治疗疗程以 7 ～ 14 天为宜（C 级证据）。

（八）不良反应及处理方法

穴位贴敷不良反应主要表现为贴敷部位发红、起泡、破溃。根据经络理论，腧穴部位皮肤出现上述现象，实际是穴位对药物刺激产生的应答，表明了将会有更好的疗效出现，但由于随机试验研究存在样本量偏少、随机性不足等问题其真实性未得到进一步证实。

1. 水泡、破溃

《针灸技术操作规范第 9 部分：穴位贴敷》中给出建议：小水泡一般不必特殊处理，任其自然吸收。大的水疱应以消毒针具挑破其底部，排尽液体，消毒以防感染。破溃的水泡应消毒处理后，外用无菌纱布包扎，保护创面，以防感染。马真等提出水疱较大者挑破水疱，排除水液后，局部可以涂抹龙胆紫溶液，再用消毒敷料覆盖，为预防感染，应避免抓挠和洗浴，可涂抗感染膏药等（D 级证据）。

2. 轻中度瘙痒、红疹

暂停贴敷后一般可以自行恢复。再次贴敷时应酌情减少药量及贴敷时间。若因敷料引起不良反应，应及时更换，必要时遵医嘱进行对症处理（C 级证据）。

3. 过敏反应、皮肤溃烂及危重情况

立即停药，向医生汇报病情，并用生理盐水将皮肤上残留药物清理干净。一般过敏患者，应在停药的同时，嘱患者少食油腻食物及甜食，禁食刺激性食物及吸烟、饮酒等，数日后即可痊愈；稍重者遵医嘱可在皮疹处涂抹抗过敏药物；严重者在涂抹抗过敏药物的同时，口服泼尼松、地塞米松 2 ～ 3 天；皮肤痛痒明显者，口服安定、氯苯那敏或静脉推注地塞米松、盐酸异丙嗪等（D 级证据）。

（九）辨证施护

郭新娥等将 200 例患者随机分为试验组及对照组各 100 例，试验组施以辨证施护 + 基础治疗 + 穴位贴敷；对照组施以一般护理 + 基础治疗。以 2 周为 1 个疗程，观察 2 组疗效。结果显示，辨证施护结合穴位贴敷能有效改善胸痹心痛发作期患者的临床症状，并具有良好的防复发作用。具体护理措施如下。

1. 饮食护理

贴敷期间宜摄入低热量、低脂、低胆固醇、低盐饮食，避免食用寒凉、过咸的食物，避免烟酒，避免海味、辛辣刺激食品。根据患者的证型指导患者辨证施膳，如寒凝血瘀者：选食温阳散寒、活血通络之品，如干姜、大蒜等；气滞血瘀者：选食行气活血之品，如桃仁、白萝卜等；气虚血瘀者：选食益气活血之品，如山药、大枣、薏苡仁等；气阴两虚、心血瘀阻者：选食益气养阴、活血通络之品，如百合、莲子等；痰阻血瘀者：选食通阳泄浊、活血化瘀之品，如薏苡仁、冬瓜、海带、桃仁等；热毒血瘀者：选食清热解毒、活血化瘀之品，如绿豆、苦瓜、莲子心等。

2. 情志护理

心藏神，为君主之官，主宰人的精神意识思维活动，长期七情内伤、忧思恼怒会导致心肝之气郁滞、血脉运行不畅，心脉瘀阻而发胸痹。郭倩等通过研究均证明在胸痹患者中实施中医情志护理，包括以情养情、以情移情、以情制情等方法，能有效改善患者的负性情绪，提高患者用药依从性，提高疗效（C 级证据）。

3. 生活起居护理

起居有常，顺应四时。疾病发作时应立即卧床休息，严重者应绝对卧床休息。疾病缓解期可以进行适当的有氧运动，运动强度及时间因个体差异而不同，循序渐进，如快步走、打太极拳、练健身气功八段锦等，活动以不感到疲劳为度。同时宜保持环境安静，避免劳累、饱餐、情绪激动、便秘、寒冷、感染等诱发因素，戒烟限酒。

四、证据评价

本文主要采用的证据来源于 4 篇系统评价 /Meta 分析及 20 篇临床试验文献，纳入的大多数临床试验为小样本量实验，其方法学质量不高，研究中治疗组应用的穴位贴敷疗法，在所选用的穴位、药物、贴敷时间及贴敷药物的制作工艺方面尚无统一标准，这些可能会对本研究结果有所影响，但仍具有一定的参考价值。分级方法，见表 8–5。

表 8–5 GRAED 证据质量分级详情表

证据级别	具体描述	研究类型	总分	证据可信度
高级证据	非常确信真实的效应值接近效应估计	RCT、质量升高二级的观察性研究	≥ 0 分	⊕⊕⊕⊕ /A
中级证据	对效应估计值有中等程度的信心。真值有可能接近估计值，但仍存在两者不大相同的可能性	质量降低一级的 RCT、质量升高一级的观察性研究	–1 分	⊕⊕⊕ O/B
低级证据	对效应估计值的确信程度有限。真值可能与估计值大不相同	质量降低二级的 RCT、观察性研究	–2 分	⊕⊕ O O/C
极低级证据	对效应估计值几乎没有信心。真值很可能与估计值大不相同	质量降低一级的 RCT、质量降低一级的观察性研究、系列病例观察、个案报道	≤ –3 分	⊕ O O O/D

五、总结与建议

穴位贴敷疗法作为一种备受瞩目的传统中医疗法，在配合内服中药治疗冠心病心绞痛方面显示出显著效果。该疗法通过药物对特定穴位的持续刺激，以达到调整机体功能、疏通经络、活血化瘀，进而缓解冠心病心绞痛的症状。对护理人员而言，实施穴位贴敷时需细致考虑操作流程、贴敷的时间与次数、覆盖穴位的面积大小，并需妥善处理可能出现的不良反应，加强对穴位贴敷疗法操作方法、不良反应的研究，规范其组方选穴，对于推动穴位贴敷疗法的规范化、标准化、系统化至关重要，使之更好地服务于临床。

第九章　脑卒中后尿失禁患者艾灸疗法循证实践

脑卒中，作为一种高发病率、高致残率、高死亡率及高复发率的临床常见疾病，其致死率高达30%，治愈后常伴随多种并发症，其中尿失禁尤为突出。尿失禁不仅严重影响患者的生活质量，还因长期需导尿治疗而增加了感染风险。在中医理论中，脑卒中后尿失禁归属于“小便不禁”或“遗溺”的范畴，并根据不同体质和症状分为心肾不交、脾肾两虚、肝肾不足、肺肾虚寒等证型。《素问·宣明五气》记载：“膀胱不利为癃，不约为遗溺。”这指出尿失禁的病位在肾及膀胱，主要由“膀胱不约”所致。艾灸疗法，作为中医传统疗法的重要组成部分，在治疗脑卒中后尿失禁方面显示出独特优势。其通过温热刺激特定穴位，如关元、肾俞等，能够益气固摄，温阳补肾，进而改善尿失禁症状。本章将重点探讨脑卒中后尿失禁患者艾灸疗法的循证实践。

一、临床情景及护理问题

（一）临床情景

孙女士，67岁，6个月前无明显诱因出现意识不清，伴右侧肢体瘫痪，言语不清，吞咽困难，偶有胸闷，咳嗽，咳痰质黏难出，睡眠差，二便失禁。患者既往冠心病史20年、高血压史10余年，否认结核、肝炎、外伤、手术史等，否认食物过敏史，否认吸烟、饮酒史。查体：T36.2℃，P82次/分，R18次/分，BP140/85mmHg，双侧咽反射减弱，左巴宾斯基征（+），左侧肢体肌力0级，右侧肢体肌力4级，心功能Ⅱ级，中医入院诊断“中风、中经络－风痰阻络”；西医入院诊断“脑出血恢复期”。

（二）护理问题

1. 如何识别脑卒中患者尿失禁的发生？
2. 识别脑卒中尿失禁的程度及其有效工具有哪些？
3. 使用艾灸治疗脑卒中引发的尿失禁是否安全？
4. 护理人员如何采用有效的方法和策略对脑卒中尿失禁患者使用艾灸治疗？

二、检索证据

中文检索关键词为“艾灸、灸法、灸疗、灸术、艾灸治疗、脑卒中、中风、脑血管意外、脑血管疾病、脑出血、尿失禁、小便失禁、排尿障碍”，英文检索关键词为“moxibustion”“moxibustion treatment”“moxibustion therapy”“moxibustion method”“cerebral vascular accident”“cerebral stroke”“stroke”“cerebrall apoplexy”“cerebrovascular disease”“urinary incontinence”“incontinence of urine”“urination disorders”，通过这些检索词，检索该领域关于艾灸治疗脑卒中后尿失禁的相关临床实践指南、系统评价及各种类型临床试验的循证资源。检索数据库来源包括 Cochrane 循证医学数据库、JBI 卫生保健数据库、CBM 中国生物医学数据库、PubMed、中国期刊网全文数据库（CNKI）、万方数据库、维普数据（VIP）等。所有检索截止日期：数据库建库开始至 2020 年 7 月。

经过上述初步的检索，共检索到相关文献 504 篇。相关的临床实践指南 0 篇、系统评价 0 篇、临床研究 330 篇。RCT 评价工具为 Cochrane 偏移评估工具 1.0，共 6 个方面，对每个领域可作出“高风险”“低风险”“不清楚”三种判断。若完全满足所有标准则表示偏倚风险低，评为 A 级；若部分满足则表示有中度偏倚的风险，评为 B 级；若完全不满足则表示偏倚风险高，评为 C 级，剔除该文献。最后纳入研究 15 篇，15 篇相关原始研究的研究内容及方法学质量，见表 9–1。

表 9–1 纳入研究的基本特征

纳入研究	年龄（T/C，岁）	病程（T/C，月）	例数（T/C）	干预措施	对照措施	结局指标
李成英，2018 年	（48 ～ 82）/（52 ～ 82）	24/24	30/30	常规药物治疗和护理，加用隔姜灸	常规药物治疗和护理	疗效
张淼，2024 年	（66.4±8.4）/（69.4±11.6）	（1.6±1.1）/（1.7±1.5）	30/30	基础药物治疗 + 常规康复治疗 + 针灸	基础药物治疗 + 常规康复治疗 + 常规针灸	改良 Ashworth 评分、手运动功能评定表
李清，2020 年	（56±17）/（60±15）/（57±16）	（1.3±0.8）/（1.5±0.8）/（1.5±0.8）	20/20/20	常规治疗 + 艾灸 + 盆底肌训练	常规基础治疗	ICI–Q–SF
彭爱红，2015 年	（61 ～ 84）/（61 ～ 84）	0.2 ～ 0.7	93/93	常规治疗 + 艾灸	常规治疗	疗效
冷军，2020 年	（60.65±7.23）/（61.35±8.34）	（1.1±0.3）/（1.15±0.3）	40/40	常规治疗 + 百会穴长时灸	常规治疗	24 小时排尿情况、膀胱安全容量评定、残余尿量测定、改良 Barthel 指数量表
马晓辉，2013 年	（60 ～ 80）/（60 ～ 80）	（0.2 ～ 0.5）/（0.2 ～ 0.5）	31/31	选穴艾灸	常规西医疗法	疗效

续表

纳入研究	年龄（T/C，岁）	病程（T/C，月）	例数（T/C）	干预措施	对照措施	结局指标
魏嘉，2018年	（66.43±11.47）/（64.74±11.05）/（62.47±10.64）	（8.89±5.74）/（9.11±6.59）/（8.99±6.23）	40/35/40	常规基础治疗+艾盒灸+艾炷灸	常规基础治疗	疗效
温雅丽2014年	（63.69±9.10）/（67.14±7.44）	（11.89±5.36）/（8.27±3.77）	48/24	针刺治疗+西药基础治疗+隔姜、隔盐灸	针刺治疗+西药基础治疗	治疗前后白天排尿次数、夜间护理人员被叫次数、尿失禁程度量表评分、日常生活能力评定量表
夏云2018年	45～75	—	26/24	常规针刺治疗+西药基础治疗+隔药灸	常规针刺治疗+西药基础治疗	24小时排尿次数、尿失禁程度、临床症状评分
张爱军2017年	（72.80±9.20）/（72.80±9.20）	—	35/35	西药基础治疗+盆底肌训练治疗+脑血管病常规处理+隔药饼灸治疗	西药基础治疗+盆底肌训练治疗+脑血管病常规处理	膀胱最大容量、膀胱残余容量
张梅，2014年	（40～70）/（40～70）	（2～3）/（2～3）	30/30	尿失禁患者健康教育+抗生素控制感染+中医艾条灸	尿失禁患者健康教育+抗生素控制感染	疗效
周思思，2019年	（57.8±3.8）/（58.1±4.3）	（58.1±4.3）/（58.1±4.3）	39/39	基础治疗+盆底肌训练+艾灸	基础治疗+盆底肌训练	尿失禁程度分级评估、膀胱最大容量
方武阳，2016年	（64.53±7.78）/（65.16±8.13）	（37.48±23.84）/（38.59±24.65）	45/45	一般治疗+常规降压+电针联合隔盐灸	一般治疗+常规降压	尿失禁次数、尿失禁量表评分、白天排尿次、夜间护理人员被叫次数
华雪君，2016年	（67.88±4.51）/（67.12±4.97）	6/6	60/60	中风基础治疗+基础疾病的治疗+灸法联合穴位贴敷治疗	中风基础治疗+基础疾病的治疗	自行排尿情况、尿失禁情况、排尿次数
李蕾蕾，2015年	—	—	40/38	常规治疗护理+艾灸联合耳穴埋豆治疗	常规治疗护理	疗效

注：①T为干预组；②C为对照组；③—为未报告。

表 9-1　纳入研究的基本特征

纳入研究	年龄（T/C，岁）	病程（T/C，月）	例数（T/C）	干预措施	对照措施	结局指标
李成英，2018年	（48～82）/（52～82）	24/24	30/30	常规药物治疗和护理，加用隔姜灸	常规药物治疗和护理	疗效
张淼，2024年	（66.4±8.4）/（69.4±11.6）	（1.6±1.1）/（1.7±1.5）	30/30	基础药物治疗+常规康复治疗+针灸	基础药物治疗+常规康复治疗+常规穴位针灸	改良Ashworth评分、手运动功能评定表
李清，2020年	（56±17）/（60±15）/（57±16）	（1.3±0.8）/（1.5±0.8）/（1.5±0.8）	20/20/20	常规治疗+艾灸+盆底肌训练	常规基础治疗	ICI-Q-SF
彭爱红，2015年	（61～84）/（61～84）	0.2～0.7	93/93	常规治疗+艾灸	常规治疗	疗效
冷军，2020年	（60.65±7.23）/（61.35±8.34）	（1.1±0.3）/（1.15±0.3）	40/40	常规治疗+百会穴长时灸	常规治疗	24小时排尿情况、膀胱安全容量评定、残余尿量测定
马晓辉，2013年	（60～80）/（60～80）	（0.2～0.5）/（0.2～0.5）	31/31	选穴艾灸	常规西药治疗	疗效
魏嘉，2018年	（66.43±11.47）/（64.74±11.05）/（62.47±10.64）	（8.89±5.74）/（9.11±6.59）/（8.99±6.23）	40/35/40	常规基础治疗+艾盒灸+艾炷灸	常规基础治疗	疗效
温雅丽，2014年	（63.69±9.10）/（67.14±7.44）	（11.89±5.36）/（8.27±3.77）	48/24	针刺治疗+西药基础治疗+隔姜、隔盐灸	针刺治疗+西药基础治疗	治疗前后白天排尿次数、夜间护理人员被叫次数、尿失禁程度量表评分、日常生活能力评定量表
夏云，2018年	45～75	—	26/24	常规针刺治疗+西药基础治疗+隔药灸	常规针刺治疗+西药基础治疗	24小时排尿次数、尿失禁程度、临床症状评分
张爱军，2017年	（72.80±9.20）/（72.80±9.20）	—	35/35	西药基础治疗+盆底肌训练治疗+脑血管病常规处理+隔药饼灸	西药基础治疗+盆底肌训练治疗+脑血管病常规处理	膀胱最大容量、膀胱残余容量
张梅，2014年	（40～70）/（40～70）	（2～3）/（2～3）	30/30	尿失禁患者健康教育+抗生素控制感染+艾灸	尿失禁患者健康教育+抗生素控制感染	疗效
周思思，2019年	（57.8±3.8）/（58.1±4.3）	（58.1±4.3）/（58.1±4.3）	39/39	基础治疗+盆底肌训练+艾灸	基础治疗+盆底肌训练	尿失禁程度分级评估、膀胱最大容量
方武阳，2016年	（64.53±7.78）/（65.16±8.13）	（37.48±23.84）/（38.59±24.65）	45/45	一般治疗+常规降压+电针联合隔盐灸	一般治疗+常规降压	尿失禁次数、尿失禁量表评分、白天排尿次、夜间护理人员被叫次数

续表

纳入研究	年龄（T/C，岁）	病程（T/C，月）	例数（T/C）	干预措施	对照措施	结局指标
华雪君，2016 年	（67.88±4.51）/（67.12±4.97）	6/6	60/60	中风基础治疗+基础疾病的治疗+灸法联合穴位贴敷治疗	中风基础治疗+基础疾病的治疗	自行排尿情况、尿失禁情况、排尿次数
李蕾蕾，2015 年	—	—	40/38	常规治疗护理+艾灸联合耳穴埋豆治疗	常规治疗护理	疗效

注：① T 为干预组；② C 为对照组；③—为未报告。

表 9–2　纳入随机对照试验的偏倚风险评价

纳入研究	随机	盲法（评估者）	分配隐藏	结果数据的完整性	选择性报告	其他
李成英，2018 年	不清楚	不清楚	不清楚	无失访	不清楚	不清楚
张淼，2024 年	随机数字表	是	不清楚	无失访	不清楚	不清楚
李清，2020 年	不清楚	不清楚	不清楚	无失访	不清楚	不清楚
彭爱红，2015 年	不清楚	不清楚	不清楚	无失访	不清楚	不清楚
冷军，2020 年	随机数字表	不清楚	不清楚	有失访，不清楚	不清楚	不清楚
马晓辉，2013 年	不清楚	不清楚	不清楚	无失访	不清楚	不清楚
魏嘉，2018 年	计算机随机	不清楚	不清楚	有失访，不清楚	不清楚	不清楚
温雅丽，2014 年	随机数字表	不清楚	不清楚	无失访	不清楚	不清楚
夏云，2018 年	随机数字表	不清楚	不清楚	无失访	不清楚	不清楚
张爱军，2017 年	随机数字表	不清楚	不清楚	无失访	不清楚	不清楚
张梅，2014 年	不清楚	不清楚	不清楚	无失访	不清楚	不清楚
周思思，2019 年	随机数字表	不清楚	不清楚	无失访	不清楚	不清楚
方武阳，2016 年	随机数字表	不清楚	不清楚	无失访	不清楚	不清楚
华雪君，2016 年	不清楚	不清楚	不清楚	无失访	不清楚	不清楚
李蕾蕾，2015 年	随机数字表	不清楚	不清楚	无失访	不清楚	不清楚

三、证据内容

（一）评估

治疗前，护理人员需要对患者进行一系列的护理评估并注意排除禁忌症，具体包括：①施灸的皮肤情况、心理状态及配合程度。②患者对艾灸气味的接受程度。③颜面部、大血管部位、孕妇腹部及腰骶部不宜施灸。

（二）艾灸穴位

艾灸治疗中选择的施灸位置较为多样。施灸的穴位主要根据患者的实际情况而进行选择，临床上常见的取穴为气海穴、关元穴、中极穴、肾俞穴、三阴交穴、百会穴。气海穴位于前正中线上，脐下 1.5 寸；关元穴位于前正中线上，脐下 3 寸。此两穴均为任脉会穴，是人体元气之根，具有培元固本、补益下焦之功，为治疗溺溲异常之要穴，艾灸此二穴可以培肾固本，扶正培源；中极穴是任脉上的一个穴位，位于人体的下腹部，前正中线上，具体在肚脐下方 4 寸处；肾俞穴位于人体的背部，具体在第 2 腰椎棘突下，旁开 1.5 寸处；三阴交穴的具体位置位于人体下肢的小腿内侧，是足太阴脾经上的一个重要穴位。具体来说，它位于内踝尖上 3 寸，胫骨内侧缘后方；百会穴位于头部，头顶正中线与两耳尖连线的交叉处。这个位置是头顶的正中心，也是手足三阳经与督脉的阳气交汇之处。

（三）艾灸时长

艾灸时长是影响灸法疗效的一个重要因素，不同时间能产生不同的治疗效果，临床常规是一般每次艾灸时间为 10 ～ 20 分钟，灸至皮肤潮红为度，以患者感觉温热舒适且不灼痛为宜，每周 5 ～ 6 次，连续 10 天为 1 个疗程，共计 2 ～ 3 个疗程（JBI，1a- 级证据）。林朝芹等研究建议操作者在施灸过程中应当随时询问患者有无灼痛感或通过手指的触觉来测知患者局部受热程度，以掌握施灸时间，防止烧伤患者（JBI，3d- 级证据）。冷军等研究推荐在百会穴采用长时灸，每次施灸时间 2 小时以上。如果患者能耐受，可不限制时间；反之，则需限制时间（JBI，3d- 级证据）。冷军等认为长时间艾灸具有渗透作用，能深入体内，祛除顽疾。只有当热力充足至阈值时，灸感渗透，疗效才能显著并趋于平稳。

（四）艾灸方法

1. 联合施灸法

林朝芹等在研究中推荐多种方法联合施灸，患者取仰卧位，操作者手持艾灸，点燃的一端对准施灸穴位。先行温和灸，距离穴位 2 ～ 3cm 固定不动，直至皮肤感到温热。随后进行雀啄灸（距离穴位 2 ～ 5cm 上下移动）或回旋灸（距离穴位 3cm 前后左右旋转）。此方法结合了多种灸法，旨在提高疗效（SIGN，3 级证据）。

2. 隔姜隔盐灸法

刘慧林等选用食盐填充肚脐（神阙穴）。将生姜切成厚度约 1cm、直径相近的近圆形姜片，并在其上扎满小孔。将艾绒捏成圆锥形置于姜片上，再置于神阙穴上。点燃艾绒，待其全部烧尽。连续灸 3 壮，每日上午、下午各 1 次（SIGN，3 级证据）。

3. 隔药饼灸联合其他疗法

夏云等采用干地黄、山药等中药碾成粉加新鲜姜汁调拌而成，直径 1.5cm，厚 2 ～ 3cm。张爱军等则采用党参、炒白术等八味中药碾成粉末，加适量黄酒调拌成厚糊状，制成直径 3cm、厚 1cm 的药饼。药饼灸可联合针灸、盆底肌训练等疗法，以提高治疗效果（JBI，3d- 级证据）。

4. 艾灸联合其他疗法

周思思等采用艾灸结合盆底肌训练治疗脑梗死后尿失禁患者（JBI，3d- 级证据）。朱小燕等采用针灸配合艾灸的方法治疗中风后排尿障碍患者（JBI，3d- 级证据）。华雪君等采用艾灸配合穴位贴敷治疗中风后尿失禁患者（JBI，3d- 级证据）。李蕾蕾采用艾灸联合耳穴压豆治疗脑卒中后尿失禁，均取得良好的临床疗效（JBI，3d- 级证据）。

此外，不同的施灸方式（温和灸、雀啄灸、回旋灸等）也会对施灸疗效产生影响。因此，在实际操作中，应根据患者的具体情况和病情严重程度，选择合适的施灸方式和穴位，以达到最佳的治疗效果。

（五）艾灸注意事项

林朝芹等研究建议操作者在施灸过程中，做到小心谨慎，随时询问患者感受，防止艾灸脱落，引起烫伤。灸后应注意观察局部皮肤情况，如出现小水疱，无须处理，可自行吸收；若水疱较大时，可用无菌注射器抽出疱内液体，覆盖消毒纱布，保持干燥，防止感染。艾灸后注意保暖，可适当增加衣物，在室内休息 15 分钟后方可外出，防止感冒。李成英等研究还建议灸后饮用一杯温开水，以促进人体代谢（SIGN，3 级证据）。

（六）评价工具

在艾灸治疗脑卒中后尿失禁临床效果评价上，选择多种评价方式，如排尿日记、尿动力学检查、尿失禁生活质量评分、尿失禁疗效评定、尿失禁严重程度评定等。排尿日记内容包括排尿次数、白天和夜间排尿的量、每次尿量、尿急、尿失禁及尿垫的使用次数，是评估下尿路功能简单且无创的方法，但无法排除评价人员及患者主观因素的影响。尿动力学检查内容包括膀胱充盈时的膀胱顺应性、膀胱测压容积、膀胱稳定性、膀胱感觉等。通过尿动力学检查可以客观地判断疗效和理解作用机制，但林朝芹等研究不推荐首选尿代动力学检查，因其是一项侵入性检查，具有一定的创伤性，且检查费用昂贵，患者难以接受。另外，随着健康观念的转变，生活质量评价也是评价干预效果的一个重要方面，是对临床症状评估的重要补充。常用的评定工具为尿失禁生活质量问卷（I-QOL）、国际尿失禁咨询委员会尿失禁问卷表简表（ICIQ-SF）。研究中推荐的尿失禁疗效评定标准：①痊愈，无尿失禁。②显效，尿失禁程度明显改善，测评提高 2 度。③有效，尿失禁程度有所改善，测评提高 1 度。④无效，尿失禁程度无变化，测评无提高。尿失禁严重程度分级标准为Ⅰ度，无尿失禁；Ⅱ度，用力、屏气时尿失禁；Ⅲ度，行走、活动时尿失禁；Ⅳ度，直立、翻身时尿失禁。

四、证据评价

本章所采用的证据主要来源于 18 篇随机对照试验研究，但因原始研究样本量较少，或方法论尚未进一步改进，部分证据尚缺乏严格的临床试验证据，但相关建议多数是经过临床实践验证的有效措施，值得专业人员参考和借鉴。在整理、归纳上述证据内容的过程中，需要对证据等级和推荐分级进行细化比较和归纳，最终统一各机构的等级系统，以“SIGN 证据分级系统（2023 版）”和“JBI 干预性研究证据预分级（2014 版）”的等级系统为基础，将其进行相应的转化、核对、比对，最终生成、综合得出统一的证据质量等级和推荐级别，因此本章的证据强度综合性比较好，有利于对其推广和临床应用。

五、总结与建议

尽管本部分可能存在检索全面性不够的问题，但是有关艾灸治疗脑卒中尿失禁的临床研究数量较多。目前尚存在以下问题：①由于艾灸治疗的特殊性难以对研究对象实施盲法，故存在研究质量不高的问题，因此尚需慎重考虑并结合临床情景和患者的具体情况后方可应用于临床实践。②多数研究过分集中于与其他疗法的比较，忽视中医护理技术的关键操作环节。仅有 3 篇研究中描述了灸疗的具体操作步骤，但也多集中于艾灸穴位的选择、实施灸疗的注意事项、艾灸结局的评定等方面。然而对护理人员来说，具体的艾灸手法、艾灸时间的长短、艾灸距离的控制、艾灸次数的多少、艾灸治疗药物是否现配及如何保存等细节往往更具有临床实际操作意义。但目前尚无研究给出建议，难以对灸疗的具体操作过程做出全方位遵循证据的指导。证据及推荐要点如下。

1. 所有脑卒中后尿失禁患者都应进行 I-QOL、Barthel 指数、ICIQ-SF 的评定（B 级推荐）。

2. 建议脑卒中后尿失禁患者进行干预措施前后进行尿失禁疗效、尿失禁严重程度评定（B 级推荐），不推荐首选尿代动力学检查，因其易给患者带来创伤（C 级推荐）。

3. 脑卒中后尿失禁患者早期配合进行针灸、盆底肌训练、穴位贴敷、耳穴压豆（B 级推荐）疗效更加显著。

4. 多种艾灸方法在脑卒中后尿失禁患者的疗效显著，包括艾条灸、隔姜隔盐灸、长时灸、隔药饼灸（B 级推荐）。

5. 艾灸有助于改善脑卒中后尿失禁患者的症状，穴位包括肾俞、关元、中极，根据患者证候进行辨证加减穴位（B 级推荐）。

6. 脑卒中后尿失禁患者艾灸后应注意保暖防止风邪侵入（C 级推荐），注意保护皮肤防止烫伤（B 级推荐），注意艾灸后饮温开水，促进人体代谢（D 级推荐）。

第十章 小儿肺炎喘嗽穴位贴敷联合推拿循证实践

肺炎喘嗽是小儿常见的一种肺系疾病，其临床表现主要包括发热、咳嗽、痰壅、气急及鼻扇等症状。常见证型有风寒闭肺型、痰热闭肺型、肺脾气虚型、阴虚肺热型。在治疗方法上，对小儿肺炎喘嗽患者首选外治法，其中穴位贴敷和小儿推拿最常见。穴位贴敷利用药物对穴位的刺激作用及皮肤对药物的吸收作用，达到调理气血、疏通经络的治疗效果。小儿推拿具有疏通经络、调和气血的作用，其可调整阴阳、恢复脏腑功能、治病保健。在临床应用中，穴位贴敷联合小儿推拿展现出了良好的疗效，并且具有较高的安全性，受到了广大患儿家属的认可和好评。本章将重点探讨小儿肺炎喘嗽患者穴位贴敷联合推拿的循证实践。

一、临床情景及护理问题

（一）临床情景

患者，男，6岁。咳嗽4天，发热，喘促1天入院，患儿于诊前4天感受风寒后出现阵发性咳嗽，无痰，并伴有鼻塞不通、流清涕。当时无发热，家长给予口服感冒药及止咳药3天，鼻塞流涕症状有所减轻，但咳嗽加重。1天前出现发热（成不规则热），体温最高达39.5℃，伴喘促、喉间可痰鸣，时有鼻翼扇动，无口唇周围青紫，舌红，苔黄腻，脉滑数。

（二）护理问题

1. 如何对小儿肺炎喘嗽辨证？
2. 穴位贴敷联合推拿是否安全有效？
3. 护理人员如何采用有效的方法和策略对该患儿行穴位贴敷联合推拿疗法？

二、检索证据

（一）检索策略

本文以“肺炎喘嗽、小儿推拿、穴位贴敷、经皮给药疗法”为中文检索词，以“pneumonia asthma”“infantile massage”“acupiont application”“percutaneous drug therapy”为英文检索词，以主题词配合自由词的方式进行文献检索。

（二）检索范围

上述策略在中国期刊全文数据库（CNKI）、万方知识服务平台、维普数据库（VIP）、中国生物医学数据库（CBM）、Cochrane、PubMed、Library 等数据库中进行检索，检索时间为从各数据库建库至 2020 年 7 月。

经过上述初步检索，检索到相关研究 436 篇，符合纳入研究相关文献共 9 篇，其中相关的临床实践指南 0 篇、系统评价 0 篇、临床研究 9 篇。相关原始研究的研究内容及系统评价，不同类型的文献采用各自的质量评价工具进行质量评价，RCT 评价工具为 Cochrane 偏移评估工具 1.0，共 6 个方面，对每个领域可做出“高风险”“低风险”“不清楚”三种判断。若完全满足所有标准则表示偏倚风险低，评为 A 级；若部分满足则表示有中度偏倚的风险，评为 B 级；若完全不满足则表示偏倚风险高，评为 C 级，剔除该文献。最终纳入研究 9 篇，9 篇相关原始研究的研究内容及方法学质量见表 10–1。

三、证据内容

（一）穴位贴敷联合推拿方法

范立燕等穴位贴敷治疗：药物成分包括炙麻黄、炒杏仁、石膏、炒苏子、紫菀、细辛、姜半夏、干姜、炙甘草等。取适量药粉以食醋调成泥状，并将药泥均匀地平摊于空白膏贴上，厚薄适中，贴敷所选穴位（膻中、肺俞、天突等），每日贴敷 1 次，每次贴敷 2 ～ 4 小时，连续贴敷 1 周；推拿治疗：以滑石粉为介质进行推拿。主穴：揉小天心、乙窝风各 300 次，补肾经、清板门各 500 次，分阴阳 100 次。配穴：平肝清肺 400 次，逆运内八卦 300 次，揉小横纹 300 次，清天河水 100 次。咳重痰多者按揉天突、膻中、乳根、乳旁、肺俞，分推肩胛骨、横擦肩部、扣背。每日 1 次，每次推拿 30 分钟，连续推拿 1 周。

佘曼瑜等穴位贴敷治疗：取白芥子 30g，制川乌 15g，制草乌 15g，大黄 10g，黄芩 20g，红花 30g，川芎 30g，赤芍 30g 等混合研末后，加入稀甘油、二甲基亚砜、面粉等调成糊状软膏，将软膏涂于 3cm×3cm 的棉垫，于患儿的膻中、肺俞、肺底、天突等穴位进行贴敷，使用胶布固定，每日贴敷 1 次，每次 2 ～ 6 小时，7 日为 1 个疗程；推拿治疗：以按、揉、推、运、拿、摩等手法，使用滑石粉作为介质，给予补脾经、退六腑、清大肠、清肺经、捏大椎、按揉肺俞、拿风池、揉掌小横纹、运内八卦、清天河水等操作，根据不同的操作方法操作频率为 120 ～ 200 次 / 分，每天推拿 1 次，7 日为 1 疗程。

孟晨等穴位贴敷治疗：取黄芩、白芥子、胆星、姜半夏、僵蚕、地龙各 90g，麻黄、生大黄各 90g 混合研成细末，过筛 100 目，干燥储存备用，使用时取 1g 粉末加温水调制成 1cm×1cm×0.5cm 小膏状，敷贴在患儿双侧肺俞穴及膻中穴，外用一次性无菌自黏性敷贴固定，每日贴敷 1 次，5 天为 1 个疗程；推拿治疗：以按、揉、推、拿、运、摩等手法，以润滑剂为介质，按揉肺俞穴、捏大椎、推六腑、拿风池、清大肠、清肺经、揉掌小横纹、清天河水、运内八卦等操作，操作频率为每分钟 120 ～ 200 次，每天推拿 1 次，7 日为 1 疗程。

张大春等穴位贴敷治疗：取川芎 30g，白芥子 30g，红花 30g，赤芍 30g，黄芩 20g，制草乌 15g，大黄 10g，制川乌 15g 等研末后，用鲜榨姜汁、二甲基亚砜、稀甘油等调成糊状，涂于纱布上，贴敷与患儿膻中穴、天突穴、肺底穴、肺俞穴。2 ～ 6 小时 / 次，每日贴敷 1 次，7 日为 1 个疗程；推拿治疗：以按、推、揉、拿、运、摩等手法，给予小天心、补肾水、揉板门、清天河水、推四横纹、逆运内八卦、揉一窝风等操作，操作频率为每分钟 120 ～ 200 次，每天推拿 1 次，7 日为 1 疗程。

许成立等穴位贴敷治疗：白芥子 30g，制川乌 15g，赤芍 30g，制草乌 15g，大黄 10g，黄芩 20g，红花 30g，川芎 30g 等，混合稀甘油、二甲基亚砜、面粉等调和成软膏，将软膏置于 3cm 长的正方形棉垫上，将棉垫放于患儿膻中、肺俞、肺底、天突等穴位进行贴敷，因患儿治疗过程中配合性较低，可使用胶带予以固定。每次 2 ～ 6 小时，每天贴敷 1 次，7 日为 1 个疗程；推拿治疗：使用按、揉、推、运、拿、摩等手法，以滑石粉作为推拿介质，对患儿进行补脾经、退六腑、清大肠、清肺经、捏大椎、按揉肺俞、拿风池、揉拿小横纹、运内八卦、清天河水等操作。操作频率为每分钟 120 ～ 200 次，每天推拿 1 次，7 日为 1 疗程。

陆秀金等穴位贴敷治疗：制川乌 15g，白芥子 30g，大黄 10g，制草乌 15g，黄芩 20g，赤芍 30g，川芎 30g，混合后研成粉末，加入二甲基亚砜、甘油、面粉调制成糊状，摊在 3cm×3cm 的棉垫上，贴敷在膻中、肺底、肺俞、天突等穴位，胶布固定，每日贴敷 1 次，每次贴敷 6 小时，7 日为 1 个疗程；推拿治疗：选择滑石粉介质，运用推、拿、按、揉等手法实施补脾经、退六腑、清肺经、清大肠、捏大椎、拿风池、按肺俞、揉掌小横纹、运内八卦及清天河水，每天推拿 1 次，7 日为 1 个疗程。

刘伟然等穴位贴敷治疗：推拿后患儿精血疏通，再配合本院自制清肺化痰穴位贴（制备：石膏 1g，麻黄、炒苦杏仁、地龙各 0.5g，炙甘草 1g，共研磨成粉，用姜汁调制成糊，制成穴位贴）。贴敷于患儿天突、膻中、肺俞、中府、神阙穴。痰多者可配丰隆穴；高热者配大椎穴，亦可直接贴敷啰音密集处。每次贴敷 2 ～ 4 小时，考虑幼儿皮肤娇嫩，连用 5 日；推拿治疗：按弦走搓摩（次数控制在 50 ～ 100 次），依次推拿璇玑、华盖、紫宫穴，呈弧形至乳根穴（次数控制在 30 ～ 50 次）；两侧分推至膻中穴 100 次，按肺俞 100 次，若存在久咳症状，则需补肾经、推三关，此外需要捏脊（次数控制在 5 次），顺序按先胸前后脊背，先上后下，其频率 30 次 / 分为佳；若存在喘重症状，则需要揉精宁、开璇玑，各 30 次；若存在发热症状，则需要推清天河水 100 次；若存在夜寐不安症状，则需要揉按小天心 100 次。在进行推拿过程中手法要轻缓、柔和，轻重程度以皮肤稍发红为宜，治疗时间每次 20 分钟，每天推拿 1 次。

严芳等穴位贴敷治疗：其药剂包括白芥子、赤芍、川芎各 30g，黄芩 20g，制川乌、制草乌各 15g 等，结合甘油、面粉、二甲基亚砜混合为糊状，贴敷在膻中、肺底、肺俞穴位，做好固定；推拿治疗：捏大椎、拿风池、退六腑、清肺经为方案。连续治疗一周后分析疗效。

王晓瑜等穴位贴敷治疗：其药剂包括白芥子、赤芍、川芎各 30g，黄芩 20g，制川乌 15g、制草乌各 15g，结合甘油、面粉、二甲基亚砜混合为糊状，贴敷在膻中、肺底、肺俞穴位，做好固定；推拿治疗：捏大椎、拿风池、退六腑、清肺经为方案。连续治疗一周后分析疗效。

表 10–1 纳入研究的基本特征

纳入研究	年龄（T/C，岁）	病程（T/C，天）	例数（T/C）	干预措施	对照措施	结局指标
范立燕，2018 年	（7.46±2.35）/（7.95±2.41）	（1.37±0.75）/（1.42±0.81）	60/58	在对照组的基础上给予中药穴位贴敷联合小儿推拿辅助治疗。每日贴敷 1 次，每次贴敷 2～4 小时，连续贴敷一周	常规护理	临床疗效、气喘消失时间、痰壅消失时间、咳嗽消失时间
佘曼瑜，2015 年	（6.22±1.62）/（6.10±1.58）	（5.40±0.31）/（5.45±0.35）	50/50	在对照组的基础上应用中医穴位贴敷，每日 1 次，每次 2～6 小时，7 天为 1 个疗程；联合推拿，每分钟 120～200 次，7 天为 1 个疗程，每天推拿 1 次	仅单纯给予西药治疗：每次使用头孢米诺进行静脉注射，每次每千克体质量 20mg，每日 2～3 次，7 日为 1 个疗程，并给予止咳、化痰等对症处理	临床疗效、气喘持续时间、痰壅消失时间、咳嗽消失时间
孟晨，2019 年	（6.25±1.02）/（6.45±1.18）	（5.24±1.02）/（5.30±1.12）	75/75	在对照组的基础上应用中医穴位贴敷。每日更换敷贴 1 次，5 日为 1 个疗程；联合推拿，每日推拿 1 次，120～200 次 / 分钟，7 日为 1 个疗程	基础护理。饮食指导，雾化吸入操作指导，吸痰排痰，预防并发症	治疗效果、不良反应发生率、临床症状消失时间
张大春，2017 年	（6.2±1.7）/（6.4±1.9）	（5.45±0.32）/（5.41±0.32）	60/60	在对照组基础上加以采用推拿联合穴位贴敷治疗。2～6 小时 / 次，1 次 / 日，7 日为 1 个疗程；辅以推拿 1 次 / 日，7 日为 1 个疗程	常规方案治疗。静脉注射头孢米诺，50～100mg/（kg•d），每日 2～3 次	症状缓解、消失的时间，其中包括气喘持续时间、咳嗽消失时间及痰壅消失时间
许成立，2017 年	不清楚	不清楚	100/100	在对照组的基础上应用中医穴位贴敷。每日贴敷 1 次，每次 2～6 小时，7 日为 1 个疗程；联合推拿，每日 1 次，120～200 次 / 分钟，7 日为 1 疗程	常规药物治疗。静脉注射头孢米诺，头孢米诺 20mg/（kg · d），每日 2～3 次，7 日为 1 个疗程，且过程中对患儿进行止咳、化痰等基础处理	临床疗效、各项指标复常时间与住院时间
陆秀金，2019 年	（2.8±0.6）/（3.1±0.2）	（5.2±0.3）/（5.1±0.6）	150/150	在对照组的基础上应用中医穴位贴敷。每日 1 次，7 日为 1 个疗程；联合推拿，每日 1 次，每次贴敷 6 小时，连续 7 日为 1 个疗程	常规西医治疗。静脉注射头孢米诺，20mg/（kg · d），每日 2 次，连续 7 日	疗效、咳喘症状消失时间及胸片复常时间

续表

纳入研究	年龄（T/C，岁）	病程（T/C，天）	例数（T/C）	干预措施	对照措施	结局指标
刘伟然，2020年	(3.18±0.08)/(3.16±0.07)	(1.53±0.07)/(1.51±0.06)	175/175	在对照组的基础上应用中医穴位贴敷。2～4小时/次，连用5日；联合推拿，每日1次，每次20分钟	常规西医治疗。静脉注射头孢孟多酯钠，50～100mg/(kg•d)，每日2次，直到退热3日，避免应用糖皮质激素类药物及免疫球蛋白	临床疗效情况、症状改善时间情况、呼吸功能情况对比
严芳，2020年	—	—	45/45	中药穴位贴敷联合推拿策略，连续1周后分析疗效	常规方案治疗。静脉注射头孢米诺，每次20mg/kg，每日2次，此外开展止咳化痰治疗	治疗效率比较、患者症状改善时间比较
王晓瑜，2016年	(2.6±1.5)/(2.7±0.8)	(5±2)/(6±1)	74/74	在对照组基础上加以采用推拿联合穴位贴敷治疗。每次3g，每次2～6小时，每日1次，7日为1个疗程；辅以推拿，每日1次，频率150次/分钟，7日为1个疗程	常规方案治疗。静脉注射头孢米诺，每次20mg/kg，加入100mL 0.9%NaCl溶液，每日2次，7日　为1个疗程，并予以小儿咳嗽宁糖浆，7日为1个疗程	《临床病症诊断和疗效标准》

注：①T为干预组；②C为对照组；③—为未报告。

表10-2　纳入随机对照试验的偏倚风险评价

纳入研究	随机	盲法（评估者）	分配隐藏	结果数据的完整性	选择性报告	其他
范立燕，2018年	患者家属意愿	不清楚	不清楚	无失访	否	不清楚
佘曼瑜，2015年	随机数字表	不清楚	不清楚	无失访	否	不清楚
孟晨，2019年	不清楚	不清楚	不清楚	无失访	否	不清楚
张大春，2017年	随机数字表	不清楚	不清楚	无失访	否	不清楚
许成立，2017年	计算机随机	不清楚	不清楚	无失访	否	不清楚
陆秀金，2019年	不清楚	不清楚	不清楚	无失访	否	不清楚
刘伟然，2020年	患者家属意愿	不清楚	不清楚	无失访	否	不清楚
严芳，2020年	计算机随机	不清楚	不清楚	无失访	否	不清楚
王晓瑜，2016年	计算机随机	不清楚	不清楚	无失访	否	不清楚

（二）注意事项

穴位贴敷一般都会引起小水疱，容易发生感染。敷药之前应用75%医用乙醇按常规消毒穴位或疾患皮肤，也可用温开水或其他消毒液洗净穴位皮肤，然后再敷药，以免发生感染；若贴敷胶布太牢固，可以先用毛巾热敷两分钟；贴敷时间不要过长，否则容易导致皮肤过敏。揭下药贴后立刻将贴敷处清洗干净，必要时涂抹药膏。

（三）评价工具

观察患儿临床疗效、各项指标复常时间与住院时间。依照国家中医药管理局最新制定并发布的《中医病证诊断和疗效标准》，对患者临床治疗效果进行综合评价。治愈：咳嗽、气喘消失，听诊肺部哮鸣音和湿啰音消失，血常规恢复正常范围，肺部X线阴影消失，其他临床症状消失或明显好转。

四、证据评价

本章所采用的证据主要来源于9篇随机对照试验研究，但因原始研究样本量较少，或方法论尚未进一步改进，部分证据尚缺乏严格的临床试验证据，但相关建议多数是经过临床实践验证的有效措施，值得专业人员参考和借鉴。在整理、归纳上述证据内容的过程中，需要对证据等级和推荐分级进行细化比较和归纳，最终统一各机构的等级系统，以"SIGN证据分级系统（2023版）"和"JBI干预性研究证据预分级（2014版）"的等级系统为基础，将其进行相应的转化、核对、比对，最终生成、综合得出统一的证据质量等级和推荐级别，因此本章的证据强度综合性比较好，有利于对其推广和临床应用。

五、总结与建议

尽管本部分存在检索全面性不够的问题，但是关于穴位贴敷联合推拿的临床研究数目不算少，现存在以下问题。

1. 由于穴位贴敷联合推拿治疗的特殊性难以对研究对象实施盲法，故存在研究质量不高的问题，因此尚需谨慎考虑结合临床情景和患者的具体情况后方可应用于临床实践。

2. 多数研究过分集中于与西医治疗的比较，忽视了细节操作。

3. 关于穴位敷贴的材料、穴位的选择，以及推拿穴位没有标准化统一。但目前尚无研究给出意见，难以对穴位敷贴联合推拿的具体操作过程给出全面遵循证据的指导。

主要参考文献

［1］苏宁，张吉敏，倪青．不同中医护理措施对2型糖尿病患者失眠的干预效果比较［J］．北京中医药，2009，28（6）：443–444.

［2］赵言．耳穴压豆对糖尿病患者睡眠质量的影响［J］．光明中医，2016，31（18）：2694–2695.

［3］高成娥．耳穴压豆联合穴位贴敷改善糖尿病患者失眠症状的研究［J］．糖尿病新世界，2018，21（8）：23–24.

［4］周英淳，金真，黄春容．耳穴压豆配合辨证施护改善消渴病不寐症的护理效果观察［J］．中医临床研究，2012，4（17）：100–101.

［5］陈群梅，黄益军，陈汝文，等．足底按摩、中药沐足及耳穴压豆对糖尿病失眠患者的影响［J］．中国医药科学，2015，5（21）：71–73+202.

［6］李先尧．辨证施护、耳穴压豆联合常规护理消渴病不寐症随机平行对照研究［J］．实用中医内科杂志，2014，28（3）：163–165.

［7］袁晓玲．中医情志护理联合耳穴压籽对2型糖尿病伴失眠患者的效果观察［J］．中国医药指南，2020，18（9）：270–271.

［8］王树影．中医护理对改善2型糖尿病患者失眠效果研究［J］．实用临床护理学电子杂志，2017，2（23）：158–161.

［9］史翠华．辨证施护结合穴位贴敷治疗胸痹心痛发作期的疗效观察［J］．中国医药指南，2019，17（9）：220.

［10］刘淑玲，蔡海荣，林黄果，等．速效救心丸联合穴位贴敷治疗心血瘀阻证稳定型心绞痛的疗效观察［J］．时珍国医国药，2019，30（1）：138–139.

［11］王忠良，刘敏，梁田，等．心脉通贴散穴位贴敷联合西药治疗冠心病不稳定型心绞痛40例临床观察［J］．中医杂志，2018，59（11）：952–955.

［12］郑俊．穴位贴敷治疗临界高血压30例疗效观察［J］．内蒙古中医药，2017，36（5）：84.

［13］张伟，连爱霞．中药穴位贴敷佐治不稳定型心绞痛（心血瘀阻证）的疗效观察［J］．中国中医急症，2016，25（3）：479–481.

［14］蒙雅群．中药穴位贴敷对胸痹心痛病（心血瘀阻）症状缓解的效果探析［J］．临床医学研究与实践，2017，2（34）：105–106.

［15］延秀敏，樊瑞红．温阳活血法内外同治阳虚血瘀型不稳定型心绞痛70例临床观察［J］．中医杂志，2017，58（19）：1666–1670.

［16］王贺，周亚滨．穴位贴敷疗法治疗冠心病不稳定性心绞痛气虚血瘀型临床观察［J］．辽宁中医药大学学报，2017，19（4）：109–111.

[17] 马新飞，高红丽，于美红.穴位贴敷治疗胸痹的临床效果观察[J].当代护士（上旬刊），2016,（10）：123-124.

[18] 鲍克剑，马彤艳.胸痹贴穴位贴敷治疗不稳定型心绞痛临床观察[J].上海针灸杂志，2016，35（6）：653-655.

[19] 郭新娥.辨证施护结合“静心散”穴位贴敷治疗胸痹心痛发作期的疗效观察[J].现代中西医结合杂志，2015，24（19）：2148-2150.

[20] 沈春妹，张慧.心痛贴穴位贴敷治疗不稳定心绞痛（气虚血瘀证）临床观察[J].实用中西医结合临床，2015，15（2）：10-11.

[21] 张丽君，赵海红，赵江花，等.心脉疏膏穴位贴敷治疗胸痹心痛的疗效观察[J].针灸临床杂志，2014，30（9）：39-41.

[22] 王冉，苏少清，何文芳.心痛贴膏穴位贴敷法治疗胸痹心痛病的疗效观察与护理[J].内蒙古中医药，2014，33（32）：33.

[23] 曾小玲，钟小玲，钟文燕，等.自拟心绞痛膏穴位贴敷治疗胸痹心痛病寒症瘀症者疗效观察[J].中医学报，2014，29（7）：31-32.

[24] 张赪辉，范秀风.穴位贴敷对胸痹患者症状改善的临床观察[J].陕西中医，2012，33（3）：348-349.

[25] 闫变丽.胸痹贴1号穴位贴敷治疗不稳定型心绞痛的临床疗效观察[D].哈尔滨：黑龙江中医药大学，2011.

[26] 刘俊娇.穴位贴敷治疗冠心病不稳定型心绞痛（气虚血瘀证）临床观察[J].辽宁中医杂志，2011，38（4）：662-663.

[27] 范立燕.中药穴位贴敷联合推拿辅助治疗小儿肺炎喘嗽效果观察[J].糖尿病天地，2018，15（4）：55-56.

[28] 佘曼瑜.推拿联合穴位贴敷治疗小儿肺炎喘嗽痰热壅肺证临床研究[J].中医学报，2015，30（5）：633-635.

[29] 孟晨.中医穴位贴敷联合推拿辅助氧气驱动雾化吸入治疗小儿喘息型肺炎的效果观察与护理[J].护理实践与研究，2019，16（12）：155-157.

[30] 张大春.推拿联合穴位贴敷治疗小儿肺炎喘嗽的临床研究[J].内蒙古中医药，2017，36（6）：121.

[31] 许成立.观察推拿联合穴位贴敷治疗小儿肺炎喘嗽病痰热壅肺证的临床疗效[J].世界最新医学信息文摘，2017，17（53）：3-4.

[32] 陆秀金.中药穴位贴敷联合推拿在小儿肺炎咳喘中的应用研究[J].世界最新医学信息文摘，2019，19（53）：203-204.

[33] 刘伟然，孙映雪，王巍，等.推拿联合穴位贴敷对小儿支气管肺炎患者症状改善时间、呼吸功能及血氧饱和度的影响[J].河北中医药学报，2020，35（3）：30-33.

[34] 严芳.中药穴位贴敷联合推拿在小儿肺炎咳喘中的应用研究[J].母婴世界，2020（9）：79.

[35] 王晓瑜，詹璐.中西医结合治疗小儿肺炎临床观察[J].实用中医药杂志，2016，32（11）：1071-1072.

［36］李成英，朱海平，王国香．隔姜灸治疗中风后尿失禁的临床观察与护理［J］．中国民间疗法，2018，26（1）：16–18.

［37］张淼，肖文迅，刘璐，等．针刺“手十四针”治疗缺血性中风恢复期偏瘫手的临床疗效观察［J/OL］．辽宁中医药大学学报，1–12［2024–10–30］.http：//kns.cnki.net/kcms/detail/21.1543.R.20240612.0916.004.html.

［38］李清，王建强，郭翠英，等．艾灸结合盆底肌训练治疗脑卒中后尿失禁临床观察［J］．中国药物与临床，2020，20（6）：912–914.

［39］彭爱红．艾灸治疗中风后尿失禁的护理体会［J］．世界最新医学信息文摘，2015，15（31）：232.

［40］冷军，魏方月，郭文，等．长时灸“百会”治疗脑卒中后伴认知功能障碍尿失禁疗效观察［J］．康复学报，2020，30（2）：103–107.

［41］马晓辉，张爱梅．艾灸治疗中风后尿失禁的临床观察与护理［J］．光明中医，2013，28（3）：606–607.

［42］魏嘉，刘慧林，孙敬青．灸法治疗中风后急迫性尿失禁的临床观察［J］．湖南中医药大学学报，2018，38（3）：307–310.

［43］温雅丽，张露芬，付渊博，等．隔姜隔盐灸神阙穴治疗缺血性中风后急迫性尿失禁45例随机对照临床观察［J］．中医杂志，2014，55（19）：1648–1651.

［44］夏云，文钱，孙冰，等．隔药饼灸配合针刺治疗中风后尿失禁的临床研究［J］．上海针灸杂志，2018，37（1）：24–27.

［45］张爱军，朱晓东，陈哲萌，等．隔药饼灸联合盆底肌训练治疗脑卒中后尿失禁临床疗效评价［J］．中华中医药学刊，2017，35（2）：457–459.

［46］张梅，徐燕利．艾灸治疗中风后尿失禁的临床护理观察［J］．大家健康（学术版），2014，8（20）：43.

［47］周思思．艾灸结合盆底肌训练治疗脑梗死后遗症患者尿失禁的临床观察［J］．中国中医药科技，2019，26（6）：925–926.

［48］方武阳，陈海艳．电针联合隔盐灸治疗脑卒中后尿失禁临床观察［J］．针灸临床杂志，2016，32（12）：8–11.

［49］华雪君，刘更，王田，等．灸法配合穴位贴敷治疗中风后排尿障碍的临床观察［J］．针灸临床杂志，2016，32（11）：29–32.

［50］李蕾蕾．艾灸联合耳穴埋豆改善脑卒中后尿失禁疗效观察［J］．中医药临床杂志，2015，27（12）：1752–1854.